TRAITÉ

DES

HEMORRHOÏDES,

Par Joseph-Brice DE LARROQUE,

Docteur en Médecine, de la Faculté de Paris.

Est autem, hodieque, et erit quandiù homines erunt, tempus veritatem observandi atque contemplandi.

Stahl, *Tract.* 1 , *de Motu Hæmorrh.*, p. 19.

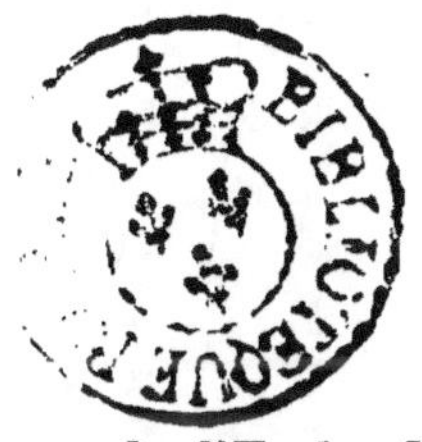

A PARIS,

Chez Méquignon-Marvis, Libraire, rue de l'Ecole de Médecine, n° 9, vis-à-vis celle Hautefeuille.

DE L'IMPRIMERIE DE CRAPELET.

1812.

AVERTISSEMENT.

Si l'on voulait juger de l'étendue de nos
connaissances sur une affection quelconque,
d'après le nombre de volumes auxquels elle
a donné lieu, il n'y aurait peut-être pas un
objet en médecine qui fût plus complètement
traité, que celui qui est relatif aux hémorrhoïdes. Mais, quand on veut élaguer de ces
différens ouvrages tout ce qu'il y a de vague
et d'incertain, on ne tarde pas à s'aperce-
voir que les notions qui nous ont été trans-
mises sur cette maladie sont encore très-im-
parfaites.

Les symptômes qui la précèdent ou qui
l'accompagnent ordinairement, les anomalies
variées qu'elle peut offrir, et les complications qu'elle présente très-souvent, ont été
décrits avec exactitude par différens médecins, et surtout par Stahl et son disciple
Alberti. J'ai beaucoup profité de leurs ouvrages, en ayant soin toutefois de renfermer, dans
un cadre plus étroit qu'ils ne l'ont fait, tout
ce qui a rapport à l'historique de la maladie.

Quant à l'étiologie de l'affection hémor-rhoïdale, les auteurs ne nous ont laissé que des données inexactes, et peu conformes à l'observation journalière. N'est-il pas surprenant, par exemple, qu'on ait répété pendant si long-temps que les tumeurs hémorrhoïdales étaient essentiellement dépendantes de la dilatation des veines du rectum, tandis que les autopsies les plus répétées nous prouvent que ces tubercules sont formés d'un tissu cellulaire plus ou moins serré, qui ne contient presque jamais de varices, mais qui très-souvent enveloppe des kistes dont la grandeur est variable? Que doit-on penser dès lors des fausses applications qu'on a faites de la mécanique et de l'hydraulique, pour faire voir que le flux hémorrhoïdal résultait constamment de la rupture de ces veines? Cette théorie, qui a existé pendant des siècles, et qui ne dérivait certainement que de quelques faits particuliers, doit faire place, je pense, à une autre qui s'accorde mieux avec la théorie des hémorrhagies en général, et qui résulte de l'observation des phénomènes de la maladie, ainsi que des ouvertures de cadavres. Or je ferai voir, dans le cours de cet ouvrage, que, lors de l'existence du flux hémorrhoïdal, les vaisseaux du rectum restent parfaitement intacts ; c'est-à-dire, que leurs parois ne sont pas rompues, et que le sang sort par exhalation, comme dans les autres hémorrhagies spontanées. Je tâcherai de prouver également que l'effusion sanguine prend sa source dans les capillaires artériels, et non point dans les veines, ainsi qu'on le croit généralement.

ERRATA.

Page 59, *ligne* 19, *ut aliæ ;* lisez : *ut alia.*
—— 69, —— 10, la direction ; *lisez :* la dissection.
—— 78, —— 5, interne ; *lisez :* intense.
—— 93, —— à la Note. Les *Recherches anatomiques sur le tissu cutané,* etc. ; *lisez :* Les *Recherches anatomiques* du docteur Gaultier *, sur le tissu cutané,* le démontrent , etc.
—— 111, —— 2, de les ; *lisez :* de le.
—— 119, —— à la Note. *De Valetud. tum. ;* lisez : *tuen.*

TRAITÉ

DES

HÉMORRHOÏDES.

§. Ier.

En médecine, comme dans les autres sciences, il est souvent difficile d'assigner d'une manière exacte la valeur qu'on doit accorder à certaines expressions. Des hommes d'un mérite distingué se sont efforcés, par exemple, de fixer au juste en quoi consistait l'affection connue sous le nom d'hémorrhoïdes ; mais, chacun d'eux en ayant donné une définition différente selon sa manière de voir, il en est résulté que la signification du terme *hémorrhoïdes* est demeurée indéterminée. C'est ainsi que les uns comprennent sous cette dénomination *un écoulement sanguin par les veines hémorrhoïdales ;* et que d'autres, au contraire, désignent sous ce titre *des tumeurs formées à la circonférence de l'anus, ou dans le rectum, par la dilatation des mêmes veines.* Mais, si l'on réfléchit à ces deux opinions tout-à-fait opposées, on se convaincra sans peine qu'elles sont évidemment trop exclusives ; car, quoiqu'il soit de fait que le flux hémorrhoïdal puisse exister indépendamment des tumeurs, l'observation prouve aussi qu'il ne se manifeste ordinairement qu'après l'apparition de ces dernières : or, dans ce cas, on ne peut comprendre sous le terme d'*hémorrhoïdes* le simple écoulement de sang, puisque celui-ci ne constitue en général, comme l'a dit M. Recamier (1), qu'une partie de la maladie. On sait bien qu'en analysant l'expression qui, chez les Grecs, désignait cette affection, on trouve qu'elle est composée de $\alpha\tilde{\imath}\mu\alpha$, sang, et de $\dot\rho\acute\epsilon\omega$, je coule, ce qui équivaut à écoulement de sang ; mais un écoulement de sang n'est pas ce que nous entendons par hémorrhoïdes, car alors toutes les hémorrhagies pourraient porter ce nom : aussi a-t-on cru convenable d'ajouter que le sang tirait sa source des veines hémorrhoïdales.

Quant à ce qui regarde les tumeurs, je crois que c'est encore avec moins de raison qu'on les a appelées hémorrhoïdes, attendu qu'elles ne sont pas toujours le siége d'un écoulement sanguin : or le terme *hémorrhoïdes* entraîne avec lui l'idée d'une hémorrhagie ; conséquemment il ne peut être appliqué aux tumeurs en particulier.

---

(1) *Essai sur les Hémorrhoïdes*. Paris, an VIII.

Remarquons en outre que les définitions précédentes manquent de justesse, 1°. *en ce qu'il n'est pas démontré que le sang vient des veines hémorrhoïdales, puisqu'il est très-souvent d'un rouge vermeil, comme celui qui sort des artères ; et qu'au contraire le sang veineux est constamment noirâtre, et même noir.* 2°. *Ces définitions sont loin d'être exactes, attendu que les tumeurs hémorrhoïdales n'offrent que très-rarement des dilatations veineuses ou des varices.*

Hoffmann, cet habile observateur, avait parfaitement senti la nécessité de distinguer les tumeurs du flux hémorrhoïdal, quoique leur existence soit très-souvent simultanée, ou que du moins le flux soit en général subordonné à la présence des tumeurs. Ce grand médecin avait également vu que les définitions qu'on avait données avant lui étaient inexactes : aussi voulut-il concilier les esprits, en prétendant qu'il fallait nommer *flux hémorrhoïdal,* l'écoulement de sang qui se fait par l'extrémité du rectum, et appeler *hémorrhoïdes* les tumeurs qui l'accompagnent ordinairement. Mais il suffit de se rappeler ce que j'ai déjà dit, pour sentir facilement que la dénomination qu'Hoffmann donne aux tumeurs ne peut point être admise. Bien plus, si l'on voulait être sévère dans le langage, on ne pourrait pas même les nommer tumeurs *hémorrhoïdales,* puisque cet adjectif ferait comprendre qu'elles sont

constamment le siége d'une hémorrhagie. Je leur
donnerai cependant cette dénomination, parce que,
le sang hémorrhoïdal se fait ordinairement jour à
travers le parenchyme de ces tumeurs, et que
d'ailleurs tout le monde entend très-bien quand on
les désigne sous le titre d'*hémorrhoïdales*.

Pour que la définition des hémorrhoïdes se rap-
proche, autant qu'il est possible, de l'exactitude,
je crois qu'elle doit embrasser non-seulement le
flux hémorrhoïdal, mais encore les tumeurs. D'après
cela je pense qu'on peut dire que cette maladie
consiste *dans un flux de sang fourni par les vaisseaux
qui se distribuent à l'intestin rectum, le plus souvent
précédé ou accompagné de la formation de petites
tumeurs autour de l'anus.* Je n'ai point dit, comme
presque tous les auteurs, que le sang tirait sa source
des vaisseaux veineux, parce que je suis convaincu
que cela n'arrive jamais, si ce n'est lorsqu'il existe
quelque crevasse dans les parois des veines : or je
ferai voir par la suite que leur rupture est extrêmement rare, et que le flux hémorrhoïdal se fait par
exhalation, comme toutes les hémorrhagies spontanées.

§. II.

Division des Hémorrhoïdes.

JE ne m'attacherai point à exposer ici les divi-
sions diverses que les auteurs ont données des

hémorrhagies, et l'application qu'ils en ont faite au flux hémorrhoïdal ; on peut voir , dans l'ouvrage de M. Lordat (1), tout ce qu'on a pensé là-dessus. Je me borne uniquement à dire que le flux hémorrhoïdal , comme toutes les hémorrhagies qui se font par exhalation , se distingue en ACTIF et en PASSIF.

Dans le premier cas, il y a évidemment exaltation des propriétés vitales. C'est ainsi que les malades éprouvent ordinairement, à l'extrémité inférieure du rectum, de la démangeaison, de la chaleur, de la douleur, et un sentiment de poids qui se propage jusqu'au périnée. A ces symptômes se joignent souvent une foule de phénomènes généraux actifs, tels que les douleurs lombaires vives , des coliques d'estomac ou des intestins , des frissons , des palpitations de cœur , etc.

Remarquons en outre que le flux hémorrhoïdal actif, s'il n'est pas excessif, et qu'il soit assez abondant, soulage constamment les malades ; qu'il ne survient que chez des personnes fortes et plus ou moins pléthoriques ; que sa durée est ordinairement courte ; que sa suppression , lorsqu'il est déjà habituel, est plus ou moins fâcheuse ; que son traitement est essentiellement débilitant ou asthénique.

Au contraire , dans le flux hémorrhoïdal passif

____

(1) *Traité des Hémorrhagies.*

les phénomènes précurseurs sont très-peu sensibles, ou manquent même entièrement : l'effusion sanguine se fait alors sans aucun trouble local ni général ; elle ne soulage jamais les malades : bien plus, elle augmente toujours leur faiblesse. A mesure que le sang se répand, il tend à se répandre davantage, parce que le relâchement des vaisseaux augmente de plus en plus.

Ce flux arrive ordinairement à des personnes faibles et cacochymes, chez lesquelles les solides manquent de ton, de consistance, de fermeté ; leurs fibres sont flasques, peu susceptibles de se mouvoir, quoique souvent très-sensibles aux diverses impressions. Le sang, dans le flux hémorrhoïdal passif, est plus décoloré, plus séreux et moins coagulable que dans les hémorrhoïdes actives; les exhalans lui donnent passage, parce qu'ils n'ont pas la force de résister à son abord.

Ce flux peut être arrêté impunément lors même qu'il est habituel ; on le guérit au moyen des toniques et des excitans (1).

Quant aux tumeurs hémorrhoïdales, on pour-

---

(1) J'ai divisé le flux hémorrhoïdal en *actif* et en *passif*, pour me conformer aux idées généralement reçues aujourd'hui. Je suis cependant persuadé qu'il est des circonstances où le praticien le plus exercé serait très-embarrassé pour déterminer si cet écoulement sanguin est de l'une ou de l'autre nature.

rait , si l'on voulait , les diviser d'après les formes qu'elles affectent ; mais, comme celles-ci sont très-variables , et qu'il est souvent impossible de les déterminer , je trouve qu'il est beaucoup plus simple et plus commode de les distinguer en externes et internes, c'est-à-dire , en celles qui sont placées au dehors de l'anus, et celles qui sont situées dans le rectum. Cette division n'est pas, à la vérité , exempte de reproches ; car tous les médecins savent que les tumeurs hémorrhoïdales internes deviennent souvent externes ; mais, comme elle a l'avantage d'être plus claire que celle qui serait basée sur la forme des tumeurs, nous lui donnons la préférence.

§. III. *Causes des Hémorrhoïdes.*

(A) DE toutes les périodes de la vie , celle où l'on paraît le plus disposé aux hémorrhoïdes, c'est l'âge adulte ; c'est aussi à cette époque qu'on en est ordinairement atteint. Hippocrate dit qu'on ne les observe pas avant la puberté (1). Mais il faut remarquer que cette sentence , comme toutes les maximes trop générales, est sujette à des exceptions ; car l'observation a prouvé que des enfans

(1) *Coac.* , sect. III , éd. Duret.

même très-jeunes sont quelquefois atteints d'hémorrhoïdes.

Dans les journaux d'Allemagne, déc. 2, ann. 4ᵉ, observ. XCVII, pag. 190, on parle d'un enfant de huit ans qui était affecté d'un flux hémorrhoïdal qui paraissait presque tous les mois.

Goetzius (*Act. phys. medec. german.*, volum. II, obs. CLXXXVI, pag. 428) fait mention d'un jeune homme qui, à l'époque de six ans, fut attaqué d'un flux hémorrhoïdal fréquent et abondant. Cet écoulement survenait surtout lorsque le malade était trop assidu au travail, et quand il faisait des excès dans l'exercice.

J'ai connu, à Paris, le fils d'un peintre, qui, dès l'âge de cinq ans, avait la même maladie.

Il est donc bien certain, d'après ces faits, et d'autres que je pourrais rapporter, que les hémorrhoïdes peuvent se manifester avant l'âge de la puberté, quoique ce soit ordinairement après cette époque qu'elles se développent.

Dehaen (*Rat. med.*, tom. IV, cap. V, lib. *de Hæmorrh.*, pag. 60) pense qu'on a souvent pris pour des tumeurs hémorrhoïdales, chez les enfans, un relâchement de l'extrémité inférieure du rectum, ce qui forme des plis qui, étant fortement serrés par les muscles sphincters, offrent l'apparence de petits corps d'un rouge foncé ou livide. Cet auteur ne nie pas cependant que les enfans ne puissent être atteints d'hémorrhoïdes ; mais cela lui paraît aussi extraordinaire que de voir survenir l'écoulement menstruel chez une fille qui vient de naître.

Duret, qui écrivait avant Dehaen, partage entièrement le sentiment d'Hippocrate, et croit que les enfans ne sont pas sujets aux hémorrhoïdes, par la raison que, chez eux, il n'existe point de cacochymie mélancolique qui doive être rejetée par le flux hémorrhoïdal, ni de pléthore des veines qui sont couchées sur les lombes qui doive être évacuée par les hémorrhoïdes (1).

Stahl, mettant de côté toutes les explications hypothétiques, observa très-bien que, si les enfans n'étaient pas ordinairement atteints de cette affection, cela dépendait de ce que, chez eux, les forces vitales étaient plutôt dirigées vers la tête que vers l'abdomen ; qu'au contraire les adultes en étaient souvent affectés, parce que ces mêmes forces se portaient, à cet âge, sur le système abdominal.

Depuis Stahl tous les physiologistes se sont aperçus qu'il existe, en effet, une espèce de liaison et d'harmonie entre les différens âges et la direction des mouvemens vitaux vers certains organes de l'économie. Ils ont vu que la nature était occupée, dans les diverses époques de la vie, au développe-

(1) *In Coacas Hippoc.*, pag. 435.

ment de tel ou tel organe, de tel ou tel système d'organes ; et que, durant ce travail, les forces vitales semblaient abandonner en quelque sorte le reste du corps pour se concentrer sur certaines parties. De là leur prédominance vers la tête chez les enfans, vers la poitrine et les organes de la génération dans l'âge de la puberté, et dans l'abdomen chez les adultes. De là encore la différence de siége des maladies qui affectent les enfans, les jeunes gens, ou les hommes faits.

Sans donner plus d'étendue à la considération de l'influence des âges sur l'économie animale, je crois qu'on peut inférer de ce qui précède, que l'âge adulte doit être regardé comme une cause prédisposante des hémorrhoïdes. On sent, en effet, que les organes abdominaux jouissant alors d'une énergie vitale plus considérable que les autres parties du corps, leur susceptibilité doit être nécessairement plus grande ; d'où résulte la facilité de recevoir les impressions des diverses causes excitantes, et la fréquence des congestions sanguines dans l'appareil digestif, et particulièrement dans le rectum.

(B) Quelques médecins, et surtout les stahliens, pensent que les hémorrhoïdes sont plus familières aux hommes qu'aux femmes ; et cela tient, dit-on, à ce que, chez celles-ci, il existe un flux sanguin périodique, au moyen duquel l'économie se débarrasse du superflu des humeurs, ou de la matière propre à faire naître cette maladie.

D'autres auteurs prétendent, au contraire, que l'affection dont il s'agit survient plus fréquemment chez les femmes. Cullen (*Élém. de Médec. prat.*, tom. ii, pag. 106) manifeste ce sentiment : « Les stahliens, dit-il, assurent communément que les hommes en sont plus fréquemment affectés ; mais j'ai constamment observé le contraire en Ecosse. »

M. Bosquillon, traducteur et commentateur de Cullen, prétend avoir fait la même observation. « Il paraît, dit ce savant, que les stahliens ont assuré que les femmes étaient moins sujettes aux hémorrhoïdes, afin de pouvoir mieux soutenir le système qu'ils avaient adopté : car on ne peut dire que la pléthore donne lieu aux hémorrhoïdes chez les femmes, puisqu'elles ont une évacuation propre à la dissiper. Quand les règles ont cessé, cette maladie peut plus justement être attribuée à la pléthore ; et les stahliens ont beaucoup profité de cette circonstance ; mais elle n'est pas applicable au premier âge de la vie. » (*Ibid.*)

Cette diversité qui règne dans les sentimens des auteurs provient sans doute de ce qu'on a appliqué la dénomination d'*hémorrhoïdes* tantôt au flux sanguin, tantôt aux tumeurs hémorrhoïdales. Hildebrandt présume que Cullen n'a entendu parler que des hémorrhoïdes fermées ; je le crois aussi, parce qu'en effet les femmes en sont plus souvent atteintes que du flux hémorrhoïdal.

J'ai vu à l'Hôtel-Dieu quinze ou seize femmes qui toutes avaient eu des tumeurs hémorrhoïdales non fluentes, tandis que parmi les hommes j'ai rarement observé cette maladie sans qu'un flux hémorrhoïdal plus ou moins abondant eût existé.

Ce qui me ferait croire encore que les hommes sont plus sujets aux hémorrhoïdes fluentes que les femmes, c'est que, dans presque tous les ouvrages où l'on fait mention de cette affection, on rapporte plus de faits observés chez les premiers que chez les secondes.

(C) Quoique l'affection hémorrhoïdale soit très-souvent le résultat d'une foule de causes accidentelles, elle peut néanmoins dépendre d'une disposition héréditaire. Il est probable, par exemple, que cette disposition a été transmise à une personne, lorsqu'elle est attaquée de cette maladie dans l'enfance, et que les parens et aïeux en étaient également affectés.

Alberti (*Tract. de Hæmorrh.*) parle d'un jeune homme presque pubère qui, dès l'âge le plus tendre, fut atteint d'un flux hémorrhoïdal. Lorsque cet écoulement ne se manifestait pas, le malade tombait dans l'agitation. Il était né d'un père affecté de tumeurs hémorrhoïdales non fluentes.

Schenckius (*Obs. méd.*, liv. III, p. 1, obs. CLV.)

dit avoir connu tous les membres d'une famille qui avaient des hémorrhoïdes.

Dans les journaux d'Allemagne, vol. 1, observ. CCXVII, page 480, on fait mention d'un enfant qui, vers sa huitième année, au printemps et en automne, eut un flux hémorrhoïdal. Ses parens et ses aïeux étaient sujets à la même affection.

J'ai vu aussi une famille tout entière, composée de huit à neuf personnes, tant hommes que femmes, se plaindre plus ou moins des hémorrhoïdes.

Ceux qui nient d'une manière absolue l'existence des maladies héréditaires, trouveront sans doute que les faits ci-dessus ne sont pas très-concluans : cependant, si l'on considère que tous les membres d'une famille ne sont pas en général affectés de certaines maladies sans qu'il y ait chez eux une disposition particulière et originaire ; si l'on considère que les sujets de la première et troisième observations ont été attaqués des hémorrhoïdes dans un âge assez tendre, et qu'ils étaient issus de parens hémorrhoïdaires, on peut admettre, je pense, que la cause morbifique a été transmise par la génération.

Quand on réfléchit en outre que les enfans ont très-souvent les mêmes goûts, les mêmes habitudes, le même caractère moral, les mêmes passions, les mêmes traits dans la figure, que leurs parens, doit-on être surpris que ces derniers puissent leur communiquer certains vices constitutionnels ? Mais la chose n'est-elle pas exempte d'équivoque pour la goutte qui coïncide et alterne si souvent avec les hémorrhoïdes ; pour la phthisie pulmonaire, et une infinité d'autres affections ?

(D) De toutes les maladies il n'en est point sur laquelle on ait imaginé plus d'hypothèses que sur les hémorrhoïdes : on les a attribuées tantôt à l'acrimonie du sang, et d'autres fois à la nature mélancolique de ce liquide. Mais c'est spécialement de l'acrimonie des humeurs et du sang qu'on croyait que le flux hémorrhoïdal et d'autres hémorrhagies spontanées dépendaient. Ce sont, disoit-on, les matières acrimonieuses qui agissent en rongeant les vaisseaux du rectum, de l'utérus, de la vessie, de l'estomac, etc., lorsque ces divers organes deviennent le siége d'une hémorrhagie.

Je me garderai bien de nier que les humeurs ne puissent parvenir à un degré d'âcreté très-considérable ; mais je remarquerai que l'altération qu'on suppose dans le sang lors de l'existence d'un flux hémorrhoïdal, ou de tout autre hémorrhagie spontanée, est purement imaginaire, attendu que personne n'en a encore donné la preuve. En supposant d'ailleurs qu'elle ait réellement lieu, convient-il, dans l'état actuel de nos connaissances, de parler de ruptures de vaisseaux pour expliquer l'apparition

des hémorrhagies en général, et du flux hémorrhoïdal en particulier ? N'avons-nous pas des faits
qui prouvent d'une manière décisive que presque
toujours toutes les effusions sanguines spontanées s'opèrent par une espèce d'exhalation, et
non point par diabrose, comme on l'a si souvent
répété (1) ?

Examinons maintenant si c'est d'après des raisons bien solides qu'on a prétendu que le sang
hémorrhoïdal contenait une matière mélancolique.
Les anciens médecins, et surtout Galien, étaient
dans cette opinion : ils établirent que les hémorrhoïdes tenaient à cette espèce de matière que la
nature prévoyante chassait au dehors au moyen du
flux hémorrhoïdal. Mais quelle que soit l'autorité
de Galien, nous ne saurions admettre, avec lui et
ses sectateurs, que les hémorrhoïdes dépendent de
cette matière, qui jusqu'ici nous est absolument
inconnue, et qui le sera sans doute éternellement.
Galien pensait encore que la manie était l'effet du
transport du sang mélancolique vers la tête ou le
cerveau. Il fondait son opinion sur les avantages

---

(1) Ce n'est pas ici le lieu de citer des observations qui
viennent à l'appui de ce que j'avance. Lorsque je parlerai de
l'étiologie du flux hémorrhoïdal, j'aurai soin de leur assigner une place.

que procure quelquefois, dans cette maladie, le flux hémorrhoïdal (1) ; mais Adrien Spigel (2) a objecté avec raison que cette affection pouvoit tenir à d'autres causes qu'à la matière mélancolique. Tout le monde sait en effet que beaucoup de personnes deviennent maniaques après un amour porté à l'extrême , après un violent accès de colère , et d'autres affections morales : or il me semble que, dans ces cas , il ne serait pas raisonnable de supposer l'existence d'un suc mélancolique comme la cause matérielle de la manie. Ce serait sans doute mal à propos qu'on l'admettrait aussi dans le sang hémorrhoïdal , puisque très-souvent les hémorrhoïdes résultent de l'action d'une cause locale , et qu'elles se manifestent chez des personnes qui ne sont aucunement mélancoliques. On a dit que le sang qui contient cette matière est crasseux , épais et noir ; par conséquent si celui des hémorrhoïdes est de cette nature , il doit constamment avoir les mêmes caractères : or l'observation prouve le contraire ; car il n'est pas rare , ainsi que je l'ai remarqué plus haut , de voir ce liquide d'une couleur rouge fleurie.

---

(1) *Insanientibus si varices , aut hæmorrhoides supervenerint insaniæ solutio fit.* Hipp., sect. VI, aph. XXI.

(2) *De Human. corp.* Fabri. , lib. V , cap. III.

Sennert (1), un des galénistes les plus zélés, prétend encore qu'il faut entendre par sang mélancolique non-seulement un sang froid et sec, ou celui qui contient une humeur mélancolique froide et sèche, mais encore un sang brûlé, et celui qui abonde en sérosité mélancolique. « *Verum enim* » *vero, inquit, sciendum hic per sanguinem melan-* » *cholicum accipiendum esse non solum sanguinem* » *frigidum et siccum, aut qui melancholicum humo-* » *rem frigidum et siccum admistum habet, sed etiam* » *adustum et qui sero melancholico abundat.* »

Je ne sais si le lecteur trouvera ce langage de Sennert bien clair et bien intelligible : quant à moi, j'avoue que je ne comprends pas ce mélange de froid et de chaud, la sécheresse du sang et son excès d'humidité ; toutes ces combinaisons ne me paraissent autre chose que des spéculations vaines, dénuées de tout fondement raisonnable.

(E) La grande sensibilité du canal intestinal, soit qu'elle dépende de la constitution du sujet, soit qu'elle résulte de l'action de quelque cause acciden-telle, doit être regardée comme une prédisposition aux hémorrhoïdes ; car, si l'on considère que plus un organe est sensible, plus il est susceptible de recevoir les impressions des diverses causes exci-

---

(1) *Practicæ*, lib. III, p. 11, sect. II, cap. XIII ; *De Hæmorrh.*, tom. IV, pag. 475.

tantes, et par conséquent de se gorger de sang, on sentira facilement la nécessité de placer cette cause au nombre de celles qui favorisent le déve-loppement de l'affection qui nous occupe. Qui ne sait que, chez certains sujets, les intestins sont tellement irritables, que les purgatifs les plus légers produisent des effets extraordinaires, comme des coliques vives, des évacuations considérables, des spasmes locaux ou généraux, etc.? On trouve pareillement des individus qui ne peuvent éprouver le moindre froid à la peau sans être atteints tout de suite d'un dévoiement plus ou moins abondant.

(F) Les passions de l'âme influent non-seulement sur l'apparition des hémorrhoïdes, mais encore elles les rendent plus violentes, anomales ou irré-gulières. C'est surtout la colère vive, la terreur et une tristesse profonde ou habituelle, qui produisent ces différens effets.

Un porteur d'eau, demeurant rue de la Harpe, vint me prier, il y a environ trois ans, de lui indi-quer un remède pour faire disparaître des douleurs qu'il ressentait, depuis environ quinze jours, à l'extrémité du rectum. Je lui demandai s'il n'avait jamais été sujet aux hémorrhoïdes; il me répondit affirmativement, et qu'elles lui étaient survenues après s'être mis en colère contre sa femme et un de ses enfans. Je lui fis appliquer quinze sangsues à l'anus, et les douleurs se dissipèrent.

Trnka (1) rapporte le fait suivant, recueilli par Stockhausen : « Un homme de quarante ans s'étant mis en colère, comme il lui arrivait souvent, éprouva le lendemain des douleurs gravatives dans l'hypochondre gauche, avec des borborigmes autour de l'ombilic. Dans la nuit, déjections fréquentes ; le troisième jour, flux hémorrhoïdal, qui continua jusqu'au huitième, joint à une légère diarrhée, et à un prolapsus de l'intestin rectum. A cette époque les symptômes se calmèrent. Le malade disait, en outre, que le flux hémorrhoïdal reparaissait toutes les fois qu'il était en colère. »

Hoffmann (2) fait mention d'une demoiselle de dix-neuf ans, chez laquelle un flux hémorrhoïdal devint d'une abondance extrême après un accès de colère. *At cum gravi percieretur iracundia*, dit-il, *ingentem sanguinis puri ac sinceri alvo exclusit copiam non sine summa virium jactura.*

Ferdinand (3) parle d'une fille de vingt ans, livrée à une vie sédentaire, chez laquelle un flux hémorrhoïdal, accompagné de quatre tumeurs aux environs de l'anus, survint après une tristesse qui dura six mois.

---

(1) *Tract. de Hæmorrh.*
(2) *Med. rat.*, tom. IV.
(3) *Histor. med.* 16, p. 40 et seq.

Storck (1) raconte qu'une dame, depuis quelques années, avait des hémorrhoïdes qui alternaient
avec le flux menstruel. Un jour on vint lui annon-
cer la mort de son mari; elle fut effrayée, et devint
extrêmement triste : dès lors le flux hémorrhoïdal
fut considérable, et accompagné de grandes faiblesses.

En considérant les affections morales comme des
causes procathartiques des hémorrhoïdes, je n'ai
pas cru, à l'exemple de plusieurs auteurs, devoir
faire mention du mode d'altération que chacune
d'elles imprime à tel système d'organe plutôt qu'à
tel autre, parce que souvent tous les systèmes sont
affectés à la fois. A la vérité il arrive quelquefois
que telle passion de l'âme porte une atteinte vive
sur un appareil d'organes plus particulièrement que
sur un autre; mais on voit aussi la même passion
produire des effets divers, selon la différence des
sujets et les circonstances où ils se trouvent. Il
suffit, pour se rendre raison de ce phénomène, de
se rappeler que nous avons des parties plus faibles
ou plus susceptibles que d'autres, et que c'est
presque toujours sur elles que se réfléchissent les
impressions un peu fortes que notre corps reçoit.
C'est ainsi qu'un accès de colère, chez un sujet
nerveux, sera suivi de spasmes, de convulsions,

____

(1) *Observ. cliniq.*

de syncopes, et même d'épilepsie; tandis que, chez une personne pléthorique, il occasionnera une fièvre inflammatoire, une hémoptysie, ou une attaque d'apoplexie.

(G) L'affection hémorrhoïdale est très souvent le résultat du repos trop prolongé, durant lequel les solides et les humeurs ne sont pas assez vivement agités pour empêcher le développement d'un état pléthorique local ou général : la perspiration pulmonaire et la transpiration cutanée sont alors peu abondantes; les excrétions sont retardées, parce que les organes excréteurs sont, pour ainsi dire, dans l'engourdissement; leur sensibilité est plus obtuse, leur contractilité moins énergique, que lorsqu'on se livre à un exercice convenable. Observons en outre que les personnes qui restent dans un repos absolu sont souvent assises, soit sur des siéges mollets qui, comme on sait, fomentent la chaleur de l'extrémité inférieure du rectum et des parties de la génération, soit sur des chaises dures qui déterminent une certaine irritation sur les mêmes parties.

Hoffmann (*Méd. rat.*, tom. III, sect. I, cap. IX, §. XIII.) remarque que les hémorrhoïdes tiennent fréquemment au changement d'une vie active en une vie sédentaire. Il prétend que, dans les premiers temps de sa pratique, le pays froid qu'il habitait n'offrait presque pas d'hémorrhoïdaires,

tandis que quarante ans après on en observait un
très-grand nombre. « Si l'on cherche, dit-il, la
cause de cette différence, je crois qu'on la trouve
dans le changement d'une vie active et laborieuse
en une vie oisive et sédentaire ; changement qui
n'est qu'une conséquence de la corruption des
mœurs. L'oisiveté, ajoute encore cet auteur, en-
gendre non-seulement une plus grande quantité de
sang, mais encore elle rend languissantes les forces
du corps ; en sorte qu'il n'est pas étonnant que des
personnes efféminées soient sujettes à des flux sanguins, comme les femmes. »

(H) L'exercice à pied, quand il est porté à l'extrême, peut aussi donner naissance aux hémorrhoïdes. Si l'on remarque, en effet, ce qui arrive
lorsqu'on court avec beaucoup de vitesse, ou quand
on marche avec trop de précipitation et pendant
long-temps, on voit que la circulation générale est
beaucoup plus active que dans une progression
lente ; on observe que tout notre corps est dans
un état d'exaltation, de chaleur et de sueur ; que
par conséquent il n'y a point d'organe qui, dans
un temps limité, ne reçoive une plus grande quantité de sang que dans l'état naturel.

Si nous supposons maintenant que, pendant la
marche forcée, quelqu'une de nos parties soit plus
fortement irritée que les autres, nous concevrons
facilement que ce sera vers elle que le sang affluera

en plus grande abondance. Or l'irritation est alors plus vive au fondement que partout ailleurs, parce que le frottement que les fesses exercent l'une contre l'autre est très-considérable. Joignons à ces considérations que le sujet peut déjà être disposé aux hémorrhoïdes, et que l'extrémité inférieure du rectum peut être chez lui très-irritable.

(J) L'équitation trop fréquente ou trop prolongée, et spécialement quand le trot du cheval est dur, devient souvent la cause de l'affection hémorrhoïdale, parce que, durant cet exercice, les environs de l'anus se trouvent presque constamment comprimés, froissés et irrités. Par la même raison, les voyages dans les voitures mal suspendues, où le cahotement est considérable, peuvent avoir pour effet le développement de cette maladie.

(K) Les hémorrhoïdes peuvent survenir après le coït fréquent ou exécuté avec trop d'ardeur; les parties de la génération étant alors irritées et dans un état d'orgasme, le sang y afflue avec force, les parties circonvoisines en reçoivent aussi plus que dans l'état naturel, d'où dérive quelquefois l'augmentation de sensibilité du rectum, de la vessie de la matrice, et les effusions sanguines dont ces organes deviennent le siége.

J'ai vu, pendant quelque temps, une dame chez laquelle les hémorrhoïdes ne paraissaient tenir à d'autre cause qu'aux excès dans les plaisirs de l'amour.

(L) L'application trop forte ou trop prolongée des facultés intellectuelles, surtout dans la position assise, est une des causes qui contribue le plus au développement des hémorrhoïdes : aussi est-il très ordinaire de voir des hommes de lettres et les gens de cabinet atteints de cette maladie, parce que chez eux l'endurcissement des matières fécales est très fréquent, et qu'ils ont d'ailleurs les fesses presque constamment comprimées, irritées ou échauffées par le siége sur lequel ils reposent.

(M) Les matières indigestes qui offrent trop de résistance pour subir une élaboration convenable de la part de l'estomac; tels que les noyaux de cerises, de prunes, d'abricots, etc., qu'on avale volontairement ou par inadvertance, peuvent donner lieu aux hémorrhoïdes. Ces corps traversent en général le canal intestinal sans avoir éprouvé la moindre altération; souvent, et surtout s'ils ont été pris en grande quantité, ils s'accumulent avec les matières fécales dans la partie la plus large du rectum et dans le colon où ils forment une masse considérable et dure, qui ne saurait être rejetée au dehors sans des efforts violens : l'intestin rectum se trouve alors fortement irrité, et devient le siége d'une fluxion plus ou moins considérable.

(N) Les mêmes effets se remarquent lorsque, dans les derniers temps de la grossesse, l'utérus, rempli par le produit de la conception, exerce une pression mécanique sur l'intestin rectum; lorsque l'accouchement est très laborieux, que la tête de l'enfant froisse tous les organes qui l'environnent, et ne franchit que lentement les parties externes de la génération; enfin quand l'intestin rectum est paresseux, et qu'il se trouve distendu et tiraillé par une énorme quantité de matières stercorales endurcies.

« La constipation, dit Petit, est cause des hé-
» morrhoïdes, non-seulement parce que les ma-
» tières fécales, retenues dans le rectum au-dessus
» du sphincter, pèsent sur les veines hémorrhoï-
» dales et s'opposent à l'ascension du sang, mais
» encore parce que les efforts violens que font les
» malades pour aller à la selle et pousser au dehors
» des matières si dures, augmentent cette compres-
» sion au point que le sang, pressé et emprisonné,
» pour ainsi dire, dans les hémorrhoïdes, les dilate
» excessivement, et les rompt quelquefois. »

J. Louis Petit ne considérait les tumeurs hémor-roïdales que comme formées par des dilatations veineuses : voilà pourquoi, en examinant la ma-nière d'agir des matières fécales endurcies, il fixa plus particulièrement son attention sur la pression que ces dernières exerçaient sur les veines, pression qui favorise évidemment le développement des varices. Mais il est bon de remarquer que les matières stercorales dures ont deux autres modes d'action incontestable : en premier lieu, elles irritent les intestins, et spécialement le rectum, d'une manière mécanique ; secondement, elles l'excitent d'une manière chimique. Ce deuxième mode d'action est d'autant plus prononcé que le premier a été plus fort, et que les matières sont retenues depuis un plus long temps.

(O) Tous les auteurs relatent comme cause des hémorrhoïdes l'engorgement ou les obstructions des viscères abdominaux et surtout du foie ; mais je ferai observer que les embarras de ce dernier organe n'occasionnent pas cette maladie, tant parce qu'ils empêchent la circulation veineuse de se faire librement, qu'à cause de la constipation dont ils sont ordinairement accompagnés. Ecoutons encore un instant les explications ingénieuses de l'illustre chirurgien que je viens de citer, et nous verrons qu'elles viennent à l'appui de notre assertion :

« La constipation, dit-il, est presque toujours » une suite nécessaire de l'embarras du foie. On » sait que, pour aller librement à la selle, deux » choses sont absolument nécessaires, l'une que » les excrémens ne soient pas trop épais, et l'autre » qu'ils soient capables d'agacer les intestins : c'est » cette sensation qui annonce le besoin que l'on » a d'aller à la garde-robe : or, si le foie est obstrué » de manière que la bile ne filtre point, qu'elle

» ne puisse passer à travers les tuyaux qui la con-
» duisent jusque dans l'intestin duodenum, elle
» ne se mêlera point avec les alimens digérés, ces
» alimens ne seront point liquéfiés, les excrémens
» seront durs; et, les intestins n'étant pas agacés
» par la bile, le ventre sera paresseux. » Or, si les
matières fécales restent long-temps dans le canal
intestinal, si elles sont surtout très-dures, il est
évident qu'elles pourront donner naissance aux
hémorrhoïdes et à des varices, puisqu'elles com-
priment non-seulement les veines du rectum, mais
qu'encore elles irritent la membrane muqueuse qui
tapisse l'intérieur de cet intestin.

Ce qui semble prouver que c'est plus à la constipation qui accompagne les obstructions du foie
qu'à ces obstructions elles-mêmes que les hémorrhoïdes sont dues, c'est que dans les cadavres où
l'on trouve des veines hémorrhoïdales variqueuses
et le foie très-engorgé, on ne voit pas que les autres
branches de la veine-porte soient aussi variqueuses:
cependant l'obstacle existe également pour toutes,
puisque toutes vont se rendre dans un tronc commun, avant d'arriver à l'organe hépatique. Cela ne
dépendrait-il pas de ce que les veines hémorrhoïdales sont les plus longues branches de la veine-
porte? Mais alors pourquoi tous les rameaux de ces
veines ne deviennent-ils pas variqueux?

J'observerai encore qu'on a ouvert une infinité

de sujets chez lesquels le foie était énormément gonflé et d'une dureté presque cartilagineuse, sans que pour cela il existât des tumeurs hémorrhoïdales.

(P) Les hémorrhoïdes peuvent être le résultat de la flagellation, inventée par des hommes pervers et blasés sur les plaisirs de l'amour.

(Q) Les émanations délétères des latrines, quand on a la mauvaise habitude d'y rester long-temps exposé, donnent quelquefois naissance à l'affection hémorrhoïdale. Dehaen (1) pense que ces émanations l'occasionnent, parce que, l'extrémité du rectum se trouvant relâchée par leur contact putride, il en résulte une tuméfaction de cet intestin.

Cette explication sur la manière d'agir de la cause ne me paraît pas très-bien fondée ; il me semble qu'il serait plus raisonnable de croire que les gaz des fosses d'aisance, loin de relâcher directement l'intestin, l'irritent au contraire ; et que c'est cette irritation qui, en déterminant un plus grand afflux d'humeurs, occasionne la tuméfaction de l'anus. Ce que je dis ici est d'autant plus probable, qu'on a vu des ophthalmies, et même des angines, être produites par les émanations des latrines. Quel est celui qui, en approchant des commodités mal nettoyées, n'a ressenti, soit dans les

____

(1) *Ratio Medendi*, tom. IV.

yeux, soit dans le nez, des picotemens insuppor-
tables?

(R) Il existe un certain nombre de médicamens
qui jouissent, pour ainsi dire, de la propriété
spécifique de faire développer les hémorrhoïdes;
mais on accorde plus particulièrement cette vertu
à l'aloès et à ses préparations. On sait que ce médicament est un drastique des plus violens, qui
paraît avoir une action élective sur la fin du rectum. La coloquinte, la scammonée, la gomme
gutte, etc., qui opèrent aussi une irritation forte
dans le canal intestinal, n'ont pas la même efficacité
pour provoquer l'apparition des hémorrhoïdes;
cependant, comme ces substances contiennent un
principe très-âcre, on conçoit qu'elles peuvent
produire cette maladie.

Hildebrandt prétend que la rhubarbe exerce une
action élective sur les vaisseaux hémorrhoïdaux,
et qu'elle est toujours nuisible aux hémorrhoïdaires
quand ils la prennent en substance : «Presque tous
» ceux qui m'ont assuré, dit-il, avoir pris souvent
» de la rhubarbe, étaient affectés d'hémorrhoïdes;
» et j'ai presque toujours remarqué que ceux qui
» étaient atteints de cette maladie, ne pouvaient se
» servir de ce médicament sans en être incom-
» modés (1). »

---

(1) *Sur les Hémorrhoïdes fermées*, pag. 58, trad. par
Marc, D. M.

(M) Recamier a aussi remarqué que le sulfate de soude était très-propre à provoquer le flux hémor- rhoïdal.

(S) L'usage réitéré et abusif des liqueurs spiri- tueuses et échauffantes, telles que les différentes eaux-de-vie, les vins très-alcoolisés, le thé, le café, etc., donnent également lieu à cette maladie, parce que non-seulement ces boissons engendrent un état pléthorique, mais encore elles irritent plus ou moins directement le canal alimentaire.

(T) L'abus des salaisons et des alimens épicés fa- vorise encore le développement des hémorrhoïdes.

(U) Elles surviennent quelquefois après l'usage fréquent des lavemens purgatifs, surtout quand on les prend trop chauds. Les bains de vapeurs, les demi-bains trop imprégnés de calorique, et la pré- sence d'un pessaire dans le vagin, contribuent par- fois à leur apparition.

(V) L'observation a aussi démontré qu'elles sur- viennent ou augmentent plus ou moins, si elles existent déjà, à la suite de l'application réitérée des sangsues; et cela ne doit pas paraître surprenant, quand on sait que les piqûres de ces animaux pro- duisent une irritation assez vive, qui quelquefois est suivie de l'engorgement et même de l'inflam- mation de la partie. En outre, quand on applique trop souvent les sangsues, on habitue le sang à *se* porter vers l'extrémité inférieure du rectum; on dispose par conséquent cet organe à devenir le siége d'une effusion sanguine, ou de tumeurs hémorrhoïdales.

M. S. M., d'un tempérament bilieux-sanguin (issu d'un père hémorrhoïdaire), employé au trésor public, avait toujours joui d'une bonne santé jusqu'à l'âge de trente ans. A cette époque il devint sujet à une forte constipation; il ne rendait les matières fécales qu'avec difficulté et douleur : bientôt après il s'aperçut, en allant à la selle, qu'il avait à l'anus un engorgement, accompagné d'un prolapsus de la membrane muqueuse de l'intestin rectum, qui ne se replaçait qu'avec des douleurs très-aiguës, et par une pression assez forte. Après que la membrane était rentrée, le malade ressentait encore des picotemens dans le rectum, surtout lorsqu'il était long-temps assis ou debout. Il existait alors un tel sentiment de pesanteur aux environs de l'anus, que le malade croyait toujours avoir le rectum dehors, et cherchait presque constamment à le repousser. Les choses se passèrent ainsi pendant quelque temps, au bout duquel M. S. M. s'aperçut que les matières fécales étaient légèrement teintes de sang; dès lors il pensa qu'il était affecté d'hémorrhoïdes, dont il attribua la cause à sa vie sédentaire, et à la position assise que ses occupations l'obligeaient de garder. Bientôt il eut la certitude que c'était la maladie présumée, puisqu'il survint aux environs de l'anus trois tumeurs hémorrhoïdales si douloureuses, qu'il ne pouvait rester un instant assis, ni même couché dans son lit. Sa santé n'était pas altérée d'ailleurs. Dans ce moment il se fit appliquer dix sangsues, d'après les conseils d'un chirurgien ; mais, loin d'éprouver du soulagement, les douleurs devinrent beaucoup plus vives, les tumeurs augmentèrent de volume, devinrent dures, rénitentes, et d'une couleur violette. Six autres sangsues, qui firent répandre beaucoup de sang, ne produisirent pas un meilleur effet que les premières ; les souffrances étaient toujours les mêmes. On eut recours alors à des suppositoires de beurre de cacao et d'opium, mais inutilement ; car les douleurs étaient encore plus violentes, et ne permettaient pas au malade de jouir d'un instant de sommeil. Enfin, fatigué de l'usage de tous ces moyens, il s'adressa à un herboriste, qui lui donna un liniment huileux, dans lequel entrait une matière rouge, dont le malade ignore la nature, mais que je présume être de l'oxide de plomb. Après trois jours d'application de ce liniment, qu'il introduisait dans le rectum au moyen d'un bourdonnet de charpie, les tumeurs hémorrhoïdales se détuméfièrent, se flétrirent même, et les douleurs disparurent complètement. Depuis lors les hémorrhoïdes ne se sont jamais fait sentir, et M. S. M. s'est constamment bien porté.

(X) Le prolapsus fréquent du rectum, ou le renversement plus ou moins constant de la membrane qui tapisse l'intérieur de cet intestin, sont des causes très-ordinaires des hémorrhoïdes, et d'autant plus que le repli que la membrane muqueuse forme se trouve plus souvent serré par les contractions du muscle sphincter externe de l'anus. Ces contractions surviennent ordinairement lorsqu'on a fini d'aller à la selle ; et, si dans ce moment une portion de la membrane muqueuse se trouve dehors, elle subit nécessairement une astriction plus ou moins forte, qui, en l'empêchant de se replacer, met un obstacle au retour du sang veineux ; d'où résultent le gonflement de cette partie, et des douleurs quelquefois très-vives. « Cet acci-» dent fréquemment réitéré, dit Cullen, augmente » beaucoup le volume, et la plénitude du bourrelet » formé par la chute de l'intestin ; il se replace alors » plus lentement et avec plus de difficulté ; et c'est » ce qui constitue principalement le malaise de » ceux qui sont attaqués d'hémorrhoïdes (1). »

(Y) Cette affection peut être l'effet des maladies du vagin, de l'utérus, de la vessie, telles que les inflammations, les ulcères, les engorgemens squirrheux de ces organes, les calculs de la vessie urinaire, etc. Elle peut dépendre de la répercussion de la gale,

____

(1) *Elémens de Médec. prat.* . tom. ii, pag. 106.

d'une dartre, ou de tout autre exanthême cutané. Mais elle survient surtout après la suppression ou la cessation d'une hémorrhagie habituelle, comme des règles, d'un épistaxis, d'une hémoptysie, etc. On sait que les femmes, qui ne sont pas ordinairement sujettes au flux hémorrhoïdal, en sont quelquefois atteintes après l'époque critique.

On a encore remarqué que ce flux sanguin se manifeste lors de la suppression, cessation ou diminution d'un écoulement ulcéreux utile à l'économie, d'une sueur, de la transpiration, des lochies, etc.

(Z) Les hémorrhoïdes se développent quelquefois pendant le cours des fièvres aiguës; mais on a cru observer qu'elles paraissaient plus fréquemment vers le déclin de ces maladies, et particulièrement des fièvres intermittentes dyssenteriques.

(AA) Le pays que l'on habite peut-il contribuer, en quelque sorte, au développement des hémorrhoïdes? Une observation, qu'on trouve dans Baglivi (1), semble le prouver d'une manière évidente :

Observavimus, inquit, Romæ, in viro nostro amicissimo, hic dum in aëre aut neapolitano aut propinquiarum regni regionum vitam degit, statim ischiade et fluxu hæmorrhoïdum corripitur, irritisque quibusvis remediis tunc potissimum et momento fere temporis

____

(1) *Prax. med.*, lib. II, cap. x, pag. 221.

convalescit , cum Terracinam Latium, vel Romam ipsam attingit.

Selon Trnka (1), les Vénitiens, les habitans de Passaw et les Hambourgeois sont très-sujets à la même maladie ; mais il pense qu'elle ne dépend pas tant du pays que de l'abus des aloétiques et de plusieurs autres circonstances.

Dehaen (2) prétend que, si les hémorrhoïdes sont plus fréquentes dans certaines régions que dans d'autres, cela tient, 1° à l'épaississement du sang ; 2° à une diète incrassante ; 3° à la mauvaise habitude qu'ont certains médecins de les provoquer cinquante fois et même davantage, lorsque la nature les réclame à peine une fois.

Une chose que je puis assurer, c'est que dans le midi de la France les hémorrhoïdes s'observent plus fréquemment et sont beaucoup plus intenses qu'à Paris. Cette différence tient-elle au climat ou bien à la manière de vivre des habitans et à leur constitution ? Je crois que cela dépend principalement de ces deux dernières causes. D'abord les méridionaux sont beaucoup plus bilieux que les Parisiens ; ensuite ils font un plus grand usage d'ail, de poivre, de sel, de cloux de girofle, de cannelle, etc. ; à Paris, au contraire, on est très-sobre

____

(1) *Tract. de Hæmorrh.*
(2) *Rat. med.*, tom. IV, cap. V, pag. 26.

dans l'emploi de ces substances. Remarquons en outre que dans le midi de la France on est sujet à des passions plus vives, et surtout à la colère qui, comme on sait, est une cause puissante des hémorrhoïdes. Les vins, dont les habitans usent sans modération, sont en général très-capiteux de leur nature, ou sont rendus tels par le soufre qu'on y fait entrer; par conséquent ils sont très-propres à engendrer un état pléthorique et une disposition aux hémorrhagies.

§. IV.

Symptômes des hémorrhoïdes.

Parmi la nombreuse série d'affections auxquelles l'homme est sujet, il semble qu'il n'en est pas une plus simple et plus facile à reconnaître que les hémorrhoïdes : cependant, si l'on réfléchit à la multitude de symptômes qui appartiennent à cette affection et aux maladies qu'elle peut simuler, on se convaincra aisément de l'attention scrupuleuse qu'exige quelquefois son étude. Combien de fois n'a-t-on pas pris pour des affections purement locales des accidens qui se manifestaient vers la tête, la poitrine ou l'abdomen, et qui dépendaient évidemment des hémorrhoïdes? Combien de fois n'est-on pas tombé dans des erreurs graves pour avoir négligé de rechercher la source d'une foule de phénomènes morbides que les hémorrhoïdes faisaient naître ?

Madame L***., âgée de cinquante-huit ans, d'un tempérament sanguin, d'une forte constitution, et mère de quatre enfans, eut la petite vérole confluente vers l'époque de dix ans (*).

Vers sa quatorzième année elle fut atteinte d'une fièvre intermittente bilieuse qui se dissipa sans suites fâcheuses, au moyen d'un vomitif, de plusieurs purgatifs et du quinquina en infusion.

Depuis lors elle fut exempte de maladie jusqu'à l'âge de trente-quatre ans ; à cette époque elle éprouva de violens chagrins par la perte de son époux qu'elle chérissait : bientôt ses menstrues, qui avaient toujours été abondantes et régulières, cessèrent tout à coup, et furent remplacées un mois après par un flux hémorrhoïdal assez copieux, accompagné de plusieurs tumeurs hémorrhoïdales externes. Ce flux sanguin reparut pendant six mois, précisément aux époques de l'évacuation menstruelle : après cet espace de temps celle-ci se rétablit, mais moins abondante que de coutume ; alors le flux hémorrhoïdal disparut, et les tumeurs de l'anus se flétrirent.

Vers l'âge de quarante-neuf ans les règles, qui

____

(*) C'était en juillet 1808 que je recueillis cette observation.

avaient paru à dix-huit, cessèrent sans que la malade éprouvât le moindre accident. Six mois après cette cessation l'écoulement hémorrhoïdal se manifesta de nouveau, pour disparaître insensiblement à cinquante-quatre ans. Dès lors bouffées de chaleur à la face, injection presque constante des conjonctives, légère surdité de l'oreille gauche, maux de tête violens, surtout après le dîner et lorsque la malade sentait des picotemens douloureux dans le rectum, ce qui arrivait ordinairement tous les mois. Quelquefois la céphalalgie était nulle après le repas, mais elle existait toujours lorsqu'il y avait congestion dans le fondement. Cette dame resta quatre ans dans cet état sans consulter personne.

Vers sa cinquante-huitième année, elle fit appeler un médecin, qui lui ordonna le petit-lait, et une pilule d'extrait gommeux d'opium pour le soir; mais ce dernier médicament, loin de diminuer le mal de tête qui, à cette époque, était presque continuel, l'augmentait au contraire, et produisait de l'insomnie et de l'agitation. Dès lors on cessa l'usage de l'opium; on fit prendre des demi-bains, on appliqua des cataplasmes sur la tête; tous ces moyens furent inutiles : finalement la malade tomba en apoplexie, et mourut peu de temps après.

Je suis persuadé que si l'on avait fait quelque attention à l'origine de la maladie; que si, au lieu d'une médecine de symptômes, on avait fait une médecine des causes, cette dame aurait pu être sauvée. Il est probable que les accidens de la tête dépendaient des hémorrhoïdes, puisqu'ils survinrent immédiatement après la cessation du flux hémorrhoïdal, et que la céphalalgie devenait plus intense chaque fois que la malade ressentait des douleurs dans le rectum.

Ce que je viens de dire suffit, je pense, pour faire voir combien il est important de bien connaître tous les symptômes qui peuvent précéder ou accompagner le développement des hémorrhoïdes.

Les symptômes précurseurs de cette maladie se distinguent en *locaux* et *généraux*.

Symptômes locaux. Ordinairement les malades éprouvent dans les commencemens un prurit ou un chatouillement incommode à l'extrémité du rectum, ou dans son intérieur ; bientôt ce prurit se change en une douleur piquante qui devient quelquefois insupportable ; la chaleur est aussi très-vive, et même brûlante ; les bords de l'anus se tuméfient plus ou moins, et paraissent rouges. Par fois ces symptômes s'accompagnent d'un sentiment de poids qui s'étend du rectum jusqu'au périnée, et d'un resserrement spasmodique du sphincter externe.

Symptômes généraux. Mais lorsque les malades

sont doués d'une grande sensibilité ; que les correspondances sympathiques sont chez eux très-prononcées ; lorsqu'enfin les hémorrhoïdes ont contracté, avec le reste de l'économie, une liaison intime ; qu'elles sont constitutionnelles ou dépendantes d'un état pléthorique général ; alors il survient souvent un mouvement fébrile qui précède l'apparition du flux hémorrhoïdal et l'engorgement des tumeurs.

Cette fièvre est quelquefois très-peu sensible ; on ressent seulement à la peau de petits frissonnemens de peu de durée, auxquels succède une chaleur plus ou moins vive. Ordinairement elle ne survient qu'après l'engorgement ou la congestion des tumeurs hémorrhoïdales et de la fin du rectum ; elle paraît résulter alors des douleurs que les malades éprouvent dans ces parties, puisqu'elle ne disparaît que lorsque les souffrances ont beaucoup diminué, ou qu'elles ont cessé complétement. Souvent les malades éprouvent, dans le dos et les lombes, des douleurs gravatives et un sentiment de pression ; quelquefois ces douleurs sont circonscrites ; dans d'autres circonstances elles suivent tout le trajet de la colonne vertébrale jusqu'à la nuque, où l'on ressent un tiraillement assez considérable.

Quelques personnes se plaignent d'un engourdissement dans les cuisses, d'un refroidissement des membres abdominaux et surtout des pieds , accompagné d'un resserrement de la peau et d'une démangeaison de tout le corps ou de quelque partie , et particulièrement de l'anus et des organes de la génération (*).

Quelquefois les muscles des membres ou les membranes articulaires deviennent le siége des douleurs rhumatismales les plus vives , soit fixes , soit vagues , passant facilement d'un endroit dans un autre. Souvent il survient des maux de tête violens , des vertiges fréquens de la somnolence , des tintemens dans les oreilles , de fausses visions , des bouffées de chaleur à la face , un gonflement et une rougeur des joues, des yeux et des oreilles ; les carotides battent avec force et les veines du col paraissent très-gonflées. Il n'est pas rare d'observer diverses altérations de la mémoire , de l'imagination et du jugement. Quelquefois il se manifeste du délire ou des convulsions dont la violence et la durée sont très-variables. Mais ces accidens ne se développent que lorsque le flux hémorrhoïdal

____

(*) Ce prurit de la peau est un symptôme si ordinaire , que quelques auteurs l'ont regardé comme un signe patognomonique des hémorrhoïdes , quoiqu'il ne soit rien moins que cela , puisque , d'une part , il ne survient pas toujours , et que d'ailleurs il peut dépendre d'une infinité d'autres causes.

a de la peine à paraître, et quand le sang se porte abondamment vers l'encéphale.

La constriction de l'anus, soit qu'elle dépende de l'engorgement des vaisseaux hémorrhoïdaux et du tissu cellulaire, soit qu'elle provienne du spasme de l'intestin rectum ou de ses sphincters, est parfois si grande qu'à peine peut-on y introduire la canule d'une seringue. Stahl dit même que, dans certains cas, les lavemens ne peuvent pas pénétrer jusque dans l'intestin. Quoi qu'il en soit, les douleurs sont alors très-aiguës et presque intolérables; on éprouve de fréquens besoins d'aller à la garde-robe, mais l'excrétion des matières stercorales est impossible, ou ne rend tout au plus que des mucosités glaireuses.

L'irritation des hémorrhoïdes se propage quelquefois jusqu'à la vessie et le canal de l'urètre, d'où résultent les douleurs de la région hypogastrique, les envies répétées d'uriner, les démangeaisons du gland, les cuissons très-vives en rendant les urines, la strangurie, et les désirs violens de se livrer aux plaisirs de l'amour.

Vanswieten a vu survenir, dans un accès d'hémorrhoïdes, la suppression complète des urines, qui ne fut guérie que lorsque le flux hémorrhoïdal se manifesta.

Un médecin de mes compatriotes ressentait des douleurs dans la vessie toutes les fois que le flux hémorrhoïdal voulait paraître. Il existait même chez lui une chose digne de remarque, c'est que le flux hémorrhoïdal, qui ne paraissait plus depuis long-temps, était remplacé par une sécrétion muqueuse de la vessie, sécrétion qui enlevait les douleurs du fondement. C'est surtout lorsque les malades ont eu de fréquentes blénorrhagies que le canal de l'urètre se ressent de l'irritation dont l'intestin rectum est le siége. On a vu, et j'en ai observé moi-même, des écoulemens gonorrhéiques qui étaient produits ou entretenus par cette cause.

Les hémorrhoïdes s'annonnent souvent par des douleurs vives de l'estomac, qui ont ordinairement leur siége à l'orifice supérieur de cet organe, et sont fréquemment accompagnées de vomissemens spasmodiques répétés, de manière que les malades ne peuvent retenir les boissons ni les alimens qu'ils prennent (1). Souvent aussi il survient un gonfle-ment et une tension douloureuse des hypocon-dres, et spécialement du gauche, des coliques qu'Alberti appelle *hémorrhoïdales* (2), et qui parais-

----

(1) Il y a des médecins qui pensent que la coïncidence des douleurs cardiaques et lombaires annonce indubitablement l'éruption des hémorrhoïdes ; mais il est bon de remarquer qu'il y a des fièvres bilieuses où cette coïncidence se ren-contre sans que la maladie dont il s'agit se déclare.

(2) Dehaen ne veut pas qu'on leur donne cette dénomina-tion. Voyez ses raisons (*Rat. med.*, tom. IV.).

sent quelquefois résulter des gaz qui distendent les intestins, puisqu'elles cessent ou diminuent au moment où les malades rendent des vents par haut ou par bas.

La constipation est un symptôme très-ordinaire des hémorrhoïdes ; les matières fécales sont presque toujours dures, et, comme on dit, crotinées, c'est-à-dire, ayant plus ou moins la forme des crottes de chèvre : on les rend presque constamment avec des souffrances cruelles ; les efforts qu'on est obligé de faire pour opérer leur expulsion déterminent quelquefois, chez les vieillards et les personnes cacochymes, un renversement de la membrane muqueuse du rectum. Il est des cas aussi où les matières sont trop dures pour se mouler à la forme de l'anus ; alors pour peu qu'elles soient inégales dans leur surface, elles déchirent les vaisseaux de l'intestin et donnent lieu à une effusion de sang d'autant plus abondante, que le nombre des vaisseaux rompus est plus considérable et leurs ouvertures plus grandes.

Dans quelques circonstances l'affection hémorrhoïdale prélude par des palpitations, des anxiétés précordiales, une grande difficulté à respirer, par une toux sèche et fréquente, des soupirs, des douleurs thoraciques vagues ou fixes, et par des hémoptysies. Le pouls est en général, dur, inégal, serré, et ne disparaît pas sous le doigt qui le presse ; on sent l'artère battre au-dessus et au-dessous de l'endroit comprimé.

Quelquefois la peau est couverte de sueur dans toute son étendue ; dans d'autres cas la sueur est simplement locale , et alors elle paraît ordinairevers la partie supérieure des cuisses, entre les fesses et autour de l'anus.

Le plus communément la peau et la bouche sont sèches, la soif plus ou moins forte , les urines de couleur variée et peu abondantes. S'il y a eu de la fièvre , elles offrent parfois un sédiment.

Tels sont en général les symptômes qui peuvent précéder ou accompagner l'apparition du flux hémorrhoïdal , ou des tumeurs du même nom. Il est , je crois , inutile de remarquer qu'une grande partie de ces phénomènes précurseurs sont communs à beaucoup d'autres maladies ; qu'ainsi les vertiges , les tintemens d'oreilles , les pesanteurs de tête, appartiennent aussi bien aux hémorrhagies nasales et aux apoplexies qu'aux hémorrhoïdes ; que les difficultés de respirer, les anxiétés précordiales , les palpitations, etc. , forment dans beaucoup de cas les caractères essentiels des affections organiques des poumons et du cœur.

§. V.

Variétés.

Ce n'est jamais dans une seule attaque de la maladie et sur le même sujet, qu'on observe l'ensemble des phénomènes précurseurs que je viens d'exposer ; ils varient selon une infinité de causes, et notamment selon les dispositions individuelles, le tempérament, la constitution, et l'époque de la vie où l'on se trouve.

Chez certaines personnes la scène des accidens se passe uniquement dans le bas-ventre ; chez d'autres la poitrine est affectée d'une manière plus particulière ; dans quelques cas enfin la tête devient spécialement malade.

J'ai vu à l'Hôtel-Dieu un homme, dont je rapporterai plus tard l'observation, qui ressentait des coliques les plus vives toutes les fois que le flux hémorrhoïdal était prêt à paraître.

Chez un autre la poitrine était oppressée, aussitôt que les tumeurs hémorrhoïdales s'engorgeaient et devenaient douloureuses.

Une troisième personne que j'ai observée en ville souffrait uniquement du côté de l'encéphale. C'était un monsieur âgé de quarante ans, d'un tempérament sanguin, quoique d'une constitution grêle, notaire dans le département des Basses-

Pyrénées, et né d'une mère attaquéed'hémorrhoïdes : il s'était toujours bien porté jusqu'à l'âge de
vingt-neuf ans, époque à laquelle il fut affecté
d'une fièvre adynamique, dont il guérit au moyen
des toniques et des excitans.

A trente-cinq ans il eut, pour la première fois,
des douleurs si vives dans le rectum, qu'à peine
pouvait-il rester assis : ces douleurs étaient accompagnées d'une céphalalgie très-intense.

Trois ou quatre jours après l'apparition de ces
symptômes, il survint au fondement des tumeurs
hémorrhoïdales qui se gonflèrent considérablement, et ne répandirent qu'une petite quantité de
sang. Néanmoins les souffrances se dissipèrent peu
à peu ; mais elles revinrent durant quelques mois
d'une manière irrégulière et avec la même violence.
Ce ne fut qu'au moment où le flux hémorrhoïdal
parut en assez grande abondance, qu'elles diminuèrent sensiblement.

Actuellement lorsque le molimen hémorrhagique
se fait sentir, et que le sang tarde beaucoup à paraître, le malade tombe dans une tristesse profonde,
pense souvent à des choses sinistres, éprouve une
douleur gravative dans la tête, avec une grande
propension au sommeil ; son esprit devient lourd,
ses idées confuses, sa mémoire embarrassée, son
jugement incertain ; la région lombaire est le siége
d'une démangeaison vive et incommode ; les tu-

meurs hémorrhoïdales sont gonflées et douloureuses. Tous ces accidens cessent dès que l'effusion
du sang se manifeste; et plus elle abonde, plus le
soulagement est prononcé. Si cependant elle se
soutient long-temps, le malade en est affaibli.

C'est ordinairement pendant le cours des accidens du prélude, dont la durée varie, que les
tumeurs hémorrhoïdales se manifestent, soit à la
marge de l'anus, soit dans l'intestin rectum. Elles
s'offrent en général sous l'apparence de tubercules arrondis, lisses, tendus, plus ou moins douloureux, ayant tantôt un pédicule large, et d'autres
fois très-étroit. Leur couleur est ordinairement
d'un rouge foncé ou violet, surtout lorsque la
congestion sanguine est un peu considérable et
que le sang stagne; mais, si l'irritation est peu vive
et commençante, les tumeurs ont alors une couleur d'un rouge clair, les douleurs dont elles sont
le siége sont ordinairement aiguës et semblables à
celles que produiraient des pointes d'aiguille qu'on
enfoncerait dans les chairs. Parfois aussi elles sont
gravatives, formicantes, pulsatives, lancinantes et
déchirantes : elles sont périodiques ou irrégulières.

Le nombre des tumeurs hémorrhoïdales est très-
variable; on en trouve souvent deux, trois, et
même quatre, rarement six. Leur longueur varie
également; elle va quelquefois jusqu'à un pouce.
Il est des cas où elles sont molles et flasques, mais

le plus fréquemment elles ont une certaine dureté
ou consistance. Leur volume varie depuis celui
d'un petit grain de raisin jusqu'à celui d'un œuf
de poule : il y a des médecins qui disent qu'elles
égalent quelquefois le poing d'un homme ordinaire.
Ce sont en général celles qui sont implantées dans
le rectum qui deviennent le plus volumineuses,
parce que d'une part elles sont très sujettes à sortir,
et par conséquent à être serrées par le sphincter
externe de l'anus. En second lieu, le peu de résistance qu'offre la membrane muqueuse qui les
recouvre, favorise leur gonflement extraordinaire.
La peau qui enveloppe les tumeurs situées à l'extérieur, étant beaucoup plus ferme que la membrane
muqueuse, fait que leur développement n'est jamais
excessif.

Les tumeurs hémorrhoïdales ne deviennent pas
toujours le siége d'un écoulement sanguin ; il arrive
souvent que le molimen ou effort hémorrhagique
est très-violent, que les tumeurs se tuméfient,
deviennent livides, douloureuses, s'enflamment
même, sans que pour cela l'effusion de sang ait
lieu (*). Mais fréquemment aussi la congestion des

____

(*) Le défaut d'hémorrhagie à la surface des tumeurs
hémorrhoïdales a été la raison pour laquelle les auteurs les
ont nommées *hémorrhoïdes aveugles* (*hemorrhoïdes cæcæ*),
hémorrhoïdes sèches, *hémorrhoïdes lourdes*, etc. Il conviendrait peut-être mieux de les appeler *tumeurs hémorrhoïdales*

tubercules hémorrhoïdaux est suivie au bout d'un certain temps d'un écoulement sanguin, qui ordinairement soulage les malades (*) : les symptômes du prélude diminuent alors peu à peu ; les tumeurs, au lieu de rester gonflées, rénitentes et douloureuses, se flétrissent bientôt, deviennent indolentes ; la peau qui enveloppe les externes passe de l'état de tension à celui de flaccidité ; elle est ridée, et présente quelquefois de petits sillons dont la profondeur varie.

Remarquons cependant que les tumeurs hémorrhoïdales, bien qu'elles soient affaissées, ne disparaissent presque jamais complètement : cela arrive néanmoins quelquefois lorsque leur développement est récent ; mais, si elles sont anciennes, quel que soit le dégorgement qui se soit opéré, il reste toujours un petit noyau qui se tuméfie et s'agrandit chaque fois que le molimen hémorrhoïdal se fait sentir.

---

non fluentes, par opposition à celles qui fluent. Au reste je crois qu'on doit attacher très-peu d'importance à toutes ces dénominations, puisque ces tumeurs, après avoir été plus ou moins de temps sans verser de sang, finissent souvent par être la source d'une hémorrhagie.

(*) Ce soulagement est un des caractères qui distingue le flux hémorrhoïdal actif de celui qui est passif : outre que celui-ci n'est jamais avantageux, il aggrave constamment l'état des malades.

La quantité de sang rendue par les hémorrhoïdes est extrêmement variable ; tantôt il n'en sort que quelques gouttes, tantôt l'abondance en est extrême : cette différence tient le plus souvent à l'état des forces des malades, et à leur manière de vivre.

Le sang hémorrhoïdal se répand quelquefois lentement et goutte à goutte ; dans d'autres cas il s'extravase avec impétuosité et en grande quantité à la fois. Quand il est rendu pendant qu'on va à la garde-robe, il sort ordinairement avant ou après l'expulsion des matières fécales ; jamais il n'est mêlé avec ces dernières, surtout quand elles sont endurcies.

Sa consistance varie selon les sujets, et quelquefois à cause du siége de la maladie. C'est ainsi qu'il est plus souvent coagulé lorsqu'il vient de l'intérieur du rectum, que quand il sort des tumeurs hémorrhoïdales externes.

Sa couleur n'est pas constamment la même ; dans quelques cas il est d'un rouge vermeil, dans d'autres il a une couleur brunâtre et même noire. Son odeur est souvent nulle ; mais dans quelques circonstances elle est si fétide, que les malades eux-mêmes ne peuvent la supporter. C'est particulièrement lorsque le sang stagne dans le rectum que l'odeur en devient insupportable.

Le flux hémorrhoïdal est souvent précédé ou suivi de l'écoulement d'une matière muqueuse et filante, qu'on a comparée à une solution de gomme adragant, qui n'est jamais mêlée avec le sang, et qui sort comme lui avant ou après l'excrétion des matières stercorales.

Les hémorrhoïdes sont régulières quand elles surviennent à des époques fixes, que la quantité de sang ne varie pas ainsi que la durée de l'écoulement. Au contraire, elles sont anomales ou irrégulières, lorsqu'elles se manifestent tantôt plus à bonne heure qu'à l'ordinaire, tantôt plus tard; quand la quantité de sang n'est pas à peu près constante, et que la durée de l'écoulement est variable.

Quant aux retours périodiques, on a vu des personnes chez lesquelles le flux hémorrhoïdal reparaissait régulièrement tous les mois, comme les menstrues chez les femmes.

Amatu-Lusitanus parle d'un homme de quarante-cinq ans, affecté d'un flux hémorrhoïdal qui revenait exactement tous les mois; et, lorsque cet écoulement se supprimait, il survenait une hémoptysie.

Sennert fait mention d'une femme qui avait un flux hémorrhoïdal, le quatorzième jour après ses règles. Dans les actes de Copenhague, vol. 1., obs. 81, pag. 165, on parle d'une dame âgée de cinquante ans qui, après la cessation de ses règles, devint sujette à un flux hémorrhoïdal dont l'apparition avait lieu tous les mois.

Dans les *Éphémérides germaniques* (déc. 1. ann. VI

et VII, obs. 63, p. 89.) on raconte qu'une femme pléthorique, et enceinte de deux mois, avait dans le même temps l'écoulement menstruel périodique et un flux hémorrhoïdal.

La durée de ce flux est indéterminée ; il peut se soutenir pendant un, deux, trois et quatre jours, et même des mois entiers. Ordinairement le flux hémorrhoïdal cesse de lui-même et d'une manière successive ; on voit la quantité de sang diminuer peu à peu, et être remplacée par une sérosité roussâtre ; mais il est des cas où le sang coulerait jusqu'à la mort des malades, s'ils manquaient des secours de l'art.

Le flux hémorrhoïdal a son siége dans l'intérieur du rectum, ou aux environs de l'anus hors de l'intestin : dans le premier cas il peut se manifester indépendamment des tumeurs ; dans le second, au contraire, cela n'arrive jamais. Ce flux peut être symptomatique ou critique : il en est de même des tumeurs hémorrhoïdales.

Ce serait ici le lieu de parler de la nature du sang hémorrhoïdal, et d'examiner les opinions diverses qui ont été émises sur cet objet ; mais, comme je serais obligé par la suite de tomber dans de nombreuses répétitions, je crois convenable de déterminer d'abord quelle est la nature des tumeurs hémorrhoïdales et le mécanisme d'après lequel s'opère le flux hémorrhoïdal. Cette manière de procéder me paraît d'autant plus avantageuse ; qu'elle rendra plus facile l'intelligence de tout ce que j'ai à dire dans les trois articles qui suivent. D'ailleurs les faits consignés dans le septième paragraphe ne seront en quelque sorte que la conséquence de ceux qui se trouveront dans le sixième, comme ceux du huitième seront déduits des obser‑ vations précédentes.

§. VI.

De la nature des tumeurs hémorrhoïdales.

De toutes les erreurs les plus généralement ré‑ pandues en médecine il n'en est point de plus profondément enracinée que celle de croire que les tubercules hémorrhoïdaux sont formés par les dilatations variqueuses des veines. Cette opinion est tellement commune, qu'il n'y a, je crois, que Duncan , Cullen et M. Recamier qui ne l'aient pas émise.

Hippocrate, le prince de la médecine, est sans doute le premier qui l'ait manifestée, puisqu'il dit (1) que, dans les hémorrhoïdes, les extrémités des veines deviennent imminentes et finissent par répandre du sang, soit parce qu'elles sont compri‑ mées par les matières stercorales, soit parce qu'elles

____

(1) Lib. *De Hæmorrhoïd.*

sont forcées de s'ouvrir par l'accumulation sanguine. Mais, outre qu'Hippocrate ne faisait pas des ouvertures de cadavres pour s'assurer que c'étaient les veines hémorrhoïdales qui rendaient le sang, on ne voit pas non plus dans ses ouvrages qu'il ait fait une distinction bien marquée entre les veines et les artères ; je suis même persuadé qu'il comprenait sous la même dénomination ces deux ordres de vaisseaux. Dès lors il ne serait pas étonnant que ce grand homme n'eût fait mention que des dilatations veineuses. Mais ce qui ne laisse pas que de surprendre, c'est que depuis qu'on cultive l'anatomie humaine, et surtout depuis la découverte de la circulation par Harvée, on n'a presque pas cessé de nous répéter que les tubercules hémorrhoïdaux dépendaient du gonflement variqueux des veines du rectum.

Ce qui paraît avoir autorisé cette assertion, c'est que les ouvertures de cadavres ont fait voir quelquefois les veines hémorrhoïdales dilatées chez des sujets atteints d'hémorrhoïdes : en outre l'incision des tubercules hémorrhoïdaux (*) donne lieu, dans quelques cas, à des hémorrhagies difficiles à arrêter, et par conséquent plus ou moins dangereuses.

Une troisième raison qui a contribué puissam-

(*) Je dois avertir que, par la suite, j'emploierai indistinctement la dénomination de *tumeurs* ou de *tubercules*.

ment à perpétuer l'erreur contre laquelle je m'élève, c'est le *préjugé*, auquel beaucoup de médecins ont obéi sans résistance. Il a suffi pour eux que des hommes recommandables et d'une autorité imposante aient prononcé que telle chose existait pour qu'il leur parût inutile de la vérifier. N'est-il pas étonnant que le célèbre Morgagni, qui avait fait tant d'ouvertures de cadavres, et examiné avec tant de soin les différentes affections organiques, ait également prétendu que les hémorrhoïdes n'étaient autre chose que des dilatations veineuses ? *Hæmorrhoïdes nihil aliud autem esse quam varices venarum* (1).

Lieutaud, à qui la médecine doit de si belles recherches sur l'anatomie pathologique, dit aussi que les tumeurs hémorrhoïdales dépendent de la dilatation des veines du même nom, tant internes qu'externes, qui sont des branches des mésentériques et des hypogastriques.

Enfin ceux qui pensent que c'est à la cause dont il s'agit que les tubercules hémorrhoïdaux doivent leur existence, font valoir beaucoup d'autres circonstances qui paraissent très favorables à leur opinion : c'est ainsi qu'on a pris en considération la position de la veine hémorrhoïdale interne ; sa longueur, qui surpasse celle des autres branches de la

______

(1) *De Sedibus et Causis morborum.*

veine-porte , le défaut de valvules dans cette veine ,
la situation perpendiculaire du corps de l'homme
et la pression que le sang exerce sur les extrémités
veineuses du rectum.

La veine hémorrhoïdale est placée, comme on
sait, entre l'artère aorte et le colon gauche, derrière
la partie du péritoine qui forme la lame gauche du
mésentère ; elle continue ensuite son trajet entre
les deux feuillets du mésocolon iliaque , et se porte
de là derrière l'intestin rectum jusqu'à son extrémité inférieure. Lorsqu'elle est arrivée à l'S du colon
et au rectum, elle donne naissance à plusieurs branches assez grosses qui communiquent entre elles et
forment un réseau qui occupe la circonférence de
ces intestins, et se propage jusqu'à la partie inférieure du rectum (1).

D'après cette situation on a dit que la veine
hémorrhoïdale se trouvait souvent exposée à des
compressions qui, lorsqu'elles sont fortes, empêchent la circulation du sang qu'elle charrie, et
donnent lieu à des varices. Cela arrive surtout
quand le colon gauche et l'intestin rectum sont
remplis de matières fécales, endurcies ou disten-
dues par des gaz. La longueur de cette veine est
encore une cause qui favorise cette dilatation passive , puisque le sang se trouve avoir un grand

____

(1) *Traité d'Anatomie* du professeur Boyer.

espace à parcourir, et que d'ailleurs il est obligé de remonter contre son propre poids. Du reste, la circulation du système de la veine-porte n'est pas la même que celle des autres veines : ici se trouvent des valvules qui facilitent singulièrement la progression ascendante du sang ; là, au contraire, ces petites soupapes manquent entièrement, ce qui fait que ce liquide y jouit d'un mouvement beaucoup plus lent que partout ailleurs. Or cette marche lente du sang dans le système de la veine-porte est une cause évidente de pléthore, et dispose par conséquent les veines à la dilatation variqueuse : d'où il suit que la situation perpendiculaire de notre corps doit augmenter cette disposition, attendu que tout le sang qui se trouve à la partie supérieure de la veine hémorrhoïdale pèse plus ou moins directement sur celui qui existe dans la partie inférieure.

Les veines hémorrhoïdales qui proviennent de l'hypogastrique se distribuent comme les artères qui se rendent au rectum ; celle qu'on appelle moyenne descend entre le bas-fond de la vessie et l'intestin rectum ; elle se divise en plusieurs rameaux qui se perdent dans les membranes de cet intestin et s'anastomosent avec la mésentérique et les autres hémorrhoïdales externes. Les ramifications s'étendent jusqu'à la vessie, le canal de l'urètre, la prostate, etc. Dans la femme cette veine est placée entre le vagin et le rectum , et leur envoie des rameaux , ainsi qu'aux organes ci-dessus. L'intérieur de ces veines est garni de valvules qui favorisent la circulation du sang ; conséquemment leur disposition à devenir variqueuses n'est pas aussi grande que dans les branches de la veine-porte. Celles-ci doivent nécessairement le devenir plus souvent, soit parce que le sang qu'elles contiennent se trouve très-fréquemment arrêté par des causes mécaniques , soit parce qu'elles ont une disposition anatomique toute particulière. N'est-il pas probable, en effet , que la longueur et la situation de la veine hémorrhoïdale favorisent cette dilatation passive ? Mais devons-nous croire pour cela, avec l'illustre Morgagni, que les animaux n'éprouvent point des hémorrhoïdes , parce que chez eux les vaisseaux hémorrhoïdaux ne sont pas aussi déclives que dans l'homme ? *Adde igitur*, dit-il , *ut aliæ omittam maximam quæ inter cæteras illas venas huic uni (i. d. venæ hæmorrhoidali) peculiaris est longitudinem ut multo ex hac quam ex illis difficilius sit sanguinem promoveri sursum ; præsertim ut humani corporis requirit situs, quæ una haud dubiè ex causis est quare alia animalia hæmorrhoidibus non sint obnoxia* (1). Certes on a lieu d'être sur-

____

(1) Morgagni , *de Sedib. et Caus. morb.*, lib. III , epist. XXXII, pag. 54, *de Morbis ventris.*

pris qu'un homme aussi judicieux que Morgagni ait pu manifester une pareille opinion ; sans doute qu'il n'avait pas réfléchi avant de l'émettre ; car il aurait remarqué , comme l'a très-bien dit M. Recamier , que les animaux ne sont pas plus sujets aux hémorrhagies nasales , quoique les vaisseaux de la membrane pituitaire soient chez eux plus déclives que dans l'homme (*).

Mais , quoique les circonstances soient si favorables pour occasionner le gonflement variqueux des veines du rectum , est-il bien certain que les tumeurs hémorrhoïdales résultent immédiatement de cette dilatation passive ? A-t-on même besoin, pour expliquer leur apparition, celle du flux hémorrhoïdal et des hémorrhagies en général , d'avoir recours aux varices ? Je suis bien loin de le penser, attendu que la dissection des tumeurs hémorrhoï-

----

(*) Comment donc expliquer cette grande différence qui existe entre l'homme et les animaux ? Ne pourrait-on pas présumer que le défaut d'hémorrhagies nasales , d'hémoptysies et d'hématémèses chez ces derniers tient à leur manière de sentir ? Peut-être aussi que cela dépend de la manière dont ils vivent ; leur nourriture et leurs boissons sont toujours proportionnées à leurs besoins ; ils ne mangent ni ne boivent rien d'échauffant , tandis que l'homme fait un usage fréquent de poivre , de sel , d'épiceries de toute espèce , de liqueurs fortes et échauffantes ; il se livre souvent à des écarts de régime les plus blâmables.

dales a prouvé d'une manière irrévocable que les veines dilatées manquent très-souvent. Cullen nous dit expressément « que les varices ne sont pas ordi- » naires, et qu'au contraire ces tubercules hémor- » rhoïdaux sont formés par un épanchement de sang » dans le tissu cellulaire de l'intestin rectum, près » de son extrémité (1). »

L'anatomie pathologique nous apprend effective- ment que ces tumeurs sont de deux sortes : tantôt elles sont seulement celluleuses ou spongieuses, ainsi que le dit Le Drau ; d'autres fois elles sont enkistées, comme je l'ai observé après M. Re- camier.

Si on coupe par le milieu la première espèce de ces tubercules, on trouve un parenchyme homo- gène très - souvent rougeâtre , mais qui devient blanchâtre lorsqu'on le lave dans l'eau , et surtout quand on le met en macération. Si , avant de le laver, on presse ce tissu, on en fait sortir, comme d'une éponge, du sang pur , de la sérosité san- guinolente , ou bien un liquide séreux très-lim- pide.

Remarquons que , dans les cas même où il existe des veines variqueuses , ce parenchyme cellulaire ne manque jamais, tant il est vrai que c'est à son développement qu'on doit attribuer l'existence des

______

(1) *Méd. pratiq.*

tumeurs hémorrhoïdales. Ordinairement les veines, quand il y en a, se trouvent placées à l'extérieur de ce tissu organique, et vont s'y perdre par des ramifications extrêmement ténues. Cette disposition générale des veines nous donne une nouvelle preuve que les tumeurs hémorrhoïdales ne dépendent pas des varices; car alors celles-ci devraient être répandues dans les tumeurs elles-mêmes, et non point à leur surface.

Il suit de là que les dilatations veineuses ne doivent pas être regardées comme la cause immédiate de la maladie, mais bien comme une simple complication, puisque, lorsque les hémorrhoïdes sont récentes, on ne rencontre aucune trace de varices. D'où je conclus encore que l'opinion commune sur la cause immédiate des tubercules hémorrhoïdaux, est sinon dépourvue de toute espèce de fondement, du moins extrêmement erronée. Cela est évidemment prouvé, non-seulement par l'inspection anatomique de ces tumeurs, mais encore par l'examen de la marche de la maladie, et par ce qui arrive dans certaines opérations chirurgicales qu'on pratique sur les hémorrhoïdes.

Si l'on remarque en effet ce qui se passe lorsqu'on fait des ouvertures aux tubercules hémorrhoïdaux enflammés, on voit que les incisions, quoique assez profondes, ne donnent souvent issue qu'à une quantité de sang très-modérée, tandis que ce

liquide sort plus abondamment par les piqûres des
sangsues. Que conclure de ces faits ? C'est que les
tumeurs ne sont aucunement formées par des veines
variqueuses ; car, si elles l'étaient réellement, les
ouvertures faites par l'instrument tranchant donne-
raient lieu à une hémorrhagie difficile à arrêter, et
même funeste pour le malade qui manquerait de
secours. Il est facile de sentir que, dans cette circonstance, les incisions pratiquées aux veines doivent se fermer très-difficilement, puisque ces dernières sont dilatées passivement, et que par conséquent elles manquent de leur tonicité naturelle.
Or, si les parois des veines sont affaiblies, et qu'elles
soient ouvertes, il est évident que le sang devra se
répandre en grande abondance, et d'une manière
continue. L'expérience semble confirmer ce raison-
nement ; car, si l'on considère ce qui arrive aux
tumeurs variqueuses des jambes, quand on les incise, on voit que le sang s'extravase avec profusion,
et qu'on a souvent beaucoup de peine à l'arrêter.
Au contraire, dans les saignées pratiquées sur des
veines qui jouissent de leurs propriétés vitales et de
tissu, il n'est pas rare de voir le sang s'arrêter tout
seul ; de sorte qu'on pourrait, jusqu'à un certain
point, se passer d'appliquer des compresses. La
cessation de l'effusion sanguine dépend dans ce
cas, non de ce que le parallélisme entre l'ouverture de la peau et celle de la veine disparaît, mais

bien de ce que cette dernière se ferme en revenant sur elle-même, soit activement, soit par sa propre élasticité.

Si l'on compare en outre le mode de développement des varices et des hémorrhoïdes, leur marche et leur manière de se comporter envers les autres maladies, on observe que les premières se manifestent lentement et d'une manière sourde (qu'on me permette cette expression) sans exalter la sensibilité, c'est-à-dire, sans douleur ou irritation, ni chaleur; que les tumeurs qu'elles forment sont molasses et alongées ; qu'elles ne présentent de la dureté qu'au bout d'un certain temps, lorsque le sang qu'elles contiennent vient à se coaguler ; qu'elles ne deviennent réellement douloureuses qu'au moment, où elles sont irritées par une cause externe et à l'époque où le caillot de sang contenu dans leur intérieur est trop volumineux et distend fortement leurs parois.

Les tumeurs variqueuses une fois développées augmentent successivement de volume ; elles ne diminuent jamais, à moins qu'on n'exerce sur elles une compression mécanique qui, en affaissant les parois des veines, empêche le sang d'y circuler. Elles ne sont point sujettes aux époques périodiques, à prendre de l'accroissement ; elles ne se flétrissent jamais, ne servent aucunement de crise à d'autres maladies, ainsi qu'on pourrait le penser

d'après ce fameux aphorisme du père de la médecine : *Insanientibus si varices aut hæmorrhoïdes
supervenerint , insaniæ solutio fit.* (Sect. VI ,
aph. 21.) (*).

A ces faits on doit ajouter que les tumeurs variqueuses ne sont jamais le siége d'une effusion sanguine, si ce n'est lorsqu'il se fait quelque ouverture
accidentelle , ou quand elles dégénèrent en ulcères ;
enfin l'observation n'a pas encore fait voir leur
dégénérescence cancéreuse ou squirrheuse.

Quelle est au contraire la marche des hémorrhoïdes ? Elle est entièrement opposée ; leur apparition est prompte , rapide , subite ; elle est en
général précédée de démangeaisons et de picotemens douloureux du rectum ou de l'anus, de pesanteur au périnée , d'une douleur gravative et con-
strictive de l'os sacrum ou des lombes ; souvent
l'inflammation s'empare des tumeurs hémorrhoïdales , et donne lieu à des souffrances cruelles. La
forme des tumeurs , loin d'être allongée comme

______

(*) Comment concevoir qu'une maladie dont la marche
est aussi lente et aussi successive que celle des varices, puisse
servir de crise à d'autres affections ? L'expérience de tous les
siècles nous prouve que, lorsqu'une maladie se juge par une
autre, celle-ci doit toujours avoir un certain degré d'activité. Or les varices constituent essentiellement une affection
passive.

5

dans les varices , est ordinairement arrondie , surtout lorsque la congestion sanguine subsiste ; leur dureté et leur rénitence deviennent quelquefois très-grandes dès le commencement ; mais ce qu'il y a de plus important à considérer , c'est que leur dissection ne démontre presque jamais des caillots de sang quand il n'existe pas de kistes ; on trouve seulement un tissu cellulaire séreux , plus ou moins serré et injecté de sang ou de sérosité. Lorsque la congestion sanguine , après avoir existé pendant un certain temps , finit par disparaître , les tumeurs hémorrhoïdales perdent de leur volume , la peau et la membrane muqueuse qui recouvrent leur parenchyme se flétrissent et se rident ; mais , si l'on déplisse ces membranes , elles paraissent parfaitement lisses et luisantes. Au surplus , les tumeurs hémorrhoïdales sont très-susceptibles de s'engorger périodiquement ou d'une manière irrégulière , et d'autant plus fortement que leurs paroxysmes se reproduisent plus souvent. Cela n'arrive pas seulement lorsque le flux hémorrhoïdal doit paraître , mais encore quand les tumeurs ne versent jamais de sang. Les tumeurs hémorrhoïdales peuvent enfin dégénérer en squirrhe ou en cancer ; elles peuvent être critiques , lors même qu'elles ne fluent pas, ainsi que le justifient plusieurs observations , et surtout la suivante qui m'a été communiquée par mon ami Dessens.

M. D**, âgé de vingt-quatre ans, d'un tempérament bilioso-sanguin, issu de parens sains, est sujet depuis l'âge de six ans à contracter des catarrhes pulmonaires ; ou, pour mieux dire, il a depuis cette époque une toux habituelle, qui parfois diminue beaucoup sans jamais disparaître entièrement : elle devient plus forte par l'action des plus légères causes.

A l'âge de quinze ans, au commencement du printemps, il éprouva une hémoptysie extrêmement abondante, qui se renouvela plusieurs fois pendant une quinzaine de jours : le sang était rouge et écumeux. Depuis l'âge de quinze ans jusqu'à vingt-trois, cette hémorrhagie s'est manifestée constamment à la même époque. Alors le malade fut atteint d'une péripneumonie bilieuse qui fut facilement combattue par un vomitif, les sangsues et un vésicatoire ; mais par la suite la toux était plus forte, et s'accompagnait d'un sentiment de gêne dans la poitrine, avec quelques douleurs fugaces.

M. D** se retira à la campagne auprès de ses parens, où il fit usage du lait tous les matins à jeun, et se livra à l'exercice à cheval. Peu de temps après les accidens de la poitrine se dissipèrent, et en même temps il lui survint plusieurs tumeurs hémorrhoïdales qui formaient un bourrelet autour de l'anus. Dès ce moment sa santé fut parfaite pendant tout l'hiver suivant ; mais au printemps il se manifesta quelques symptômes du côté de la poitrine , et même une légère hémoptysie qui paraissait avoir été déterminée par l'ascension très prompte d'un escalier. On appliqua des sangsues à l'anus , et tous les accidens thoraciques disparurent ; il restait seulement un peu de toux , à laquelle M. D** ne faisait pas attention , parce qu'il y était habitué.

Le 1er novembre 1811 , les tumeurs hémorrhoïdales se gonflèrent spontanément, le périnée et le pourtour de l'anus devinrent le siége d'un sentiment de tension , de chaleur et de douleur ; la constipation, qui était habituelle depuis la manifestation des hémorrhoïdes, augmenta beaucoup. Dès lors la toux et les douleurs vagues qu'il éprouvait dans la poitrine disparurent complètement. Il fit appliquer des sangsues à l'anus et prit des lavemens émolliens ; huit jours après , l'engorgement des tumeurs hémorrhoïdales et la tension du périnée avaient cessé. M. D** se trouvait assez bien portant ; sa poitrine était surtout parfaitement dégagée.

Hippocrate nous dit aussi dans ses Aphorismes : *Melancholicis et nephriticis hæmorrhoïdes supervenientes bonum.* (Sect. VI, aph. 11.)

Quarin paraît avoir observé des hémorrhoïdes qui mettaient fin à la fièvre ardente, puisqu'il dit que les différentes crises par lesquelles se terminent cette fièvre sont : l'hémorrhagie des narines , la diarrhée, les sueurs, les parotides, et quelquefois les hémorrhoïdes. (*Traité des Fièvres*, p. 46.)

Les auteurs qui ont prétendu que les tumeurs hémorrhoïdales tenaient constamment à la dilatation variqueuse des veines, se sont donc singulièrement mépris. Ne pourrait-on pas soupçonner que la plupart d'entre eux n'ont manifesté cette opinion que d'après le témoignage de leurs prédécesseurs ? Je le croirais d'autant plus volontiers, qu'il n'y a presque personne qui parle de la direction des tumeurs hémorrhoïdales. Cependant J. L. Petit, qui avait fait plusieurs ouvertures de cadavres, partage le sentiment général; mais n'est-il pas probable, ainsi que le remarque judicieusement M. Recamier (1), que ce praticien n'avait ouvert que des sujets morts de cette maladie, portée au plus haut degré de complication variqueuse et ulcéreuse ? J'observerai, au surplus, qu'il peut s'être trompé en prenant pour des veines dilatées certains corps qui ne le sont pas, malgré qu'ils en aient quelque apparence. Les détails suivans jetteront peut-être quelque lumière sur cet objet.

Les tumeurs hémorrhoïdales de la seconde espèce sont formées par du tissu cellulaire et des kistes, qui très-souvent sont nombreux et de grandeur variée ; d'autres fois ils sont solitaires. Dans ces

---

(1) Dissert. cit.

derniers cas j'ai remarqué que leur surface interne est constamment lisse et blanchâtre, lorsqu'ils sont dans l'état de vacuité, et légèrement rougeâtre quand ils contiennent du sang. Ces poches solitaires occupent ordinairement le centre de la tumeur; quelquefois aussi elles sont très-près de la peau ou de la membrane muqueuse. Dans presque tous les cas elles se trouvent séparées de ces deux membranes par l'intermède d'un tissu cellulaire serré.

Quand les tumeurs hémorrhoïdales présentent des veines dilatées, celles-ci sont ordinairement placées plus près de la membrane muqueuse ou de la peau, que de la face externe du kiste, et jamais on ne voit que leurs ramifications communiquent directement avec ce kiste; elles se perdent toujours dans le tissu parenchymateux de la tumeur. Ces poches membraneuses, qui se forment dans les tumeurs hémorrhoïdales, pourraient facilement induire en erreur si l'on ne mettait quelque soin à leur examen; on pourrait fort mal à propos les prendre pour des veines variqueuses, soit parce qu'elles ont la même couleur que ces dernières, soit parce qu'on y trouve quelquefois des caillots de sang plus ou moins volumineux.

Pour éviter toute espèce de méprise, on n'a qu'à remarquer que les kistes ne s'étendent jamais au-delà de la tumeur hémorrhoïdale, et qu'ils ont

toujours une figure arrondie ou ovoïde. Au contraire, les poches sanguines variqueuses s'étendent
constamment au dessus des tumeurs hémorrhoïdales,
et font ordinairement suite aux rameaux de la veine-
porte ; elles sont par conséquent de forme alongée.
Si l'on introduit un stilet dans les veines du rectum,
on pénètre sans obstacle dans l'endroit où la
poche veineuse s'est formée, c'est-à-dire, jusqu'aux
tumeurs hémorrhoïdales. Les caillots de sang qu'on
en retire quelquefois sont aussi très-allongés et
cylindriques comme la veine qui les contient.

§. VII.

Etiologie du flux hémorrhoïdal.

On cherche vainement dans les auteurs quelque chose d'un peu satisfaisant relativement à la
manière dont s'opère le flux hémorrhoïdal. Il semblerait cependant, d'après nombre d'écrits qui
existent sur les hémorrhagies en général et sur chacune en particulier, qu'on devrait trouver des faits
exacts et conformes à l'observation ; mais loin de
là, on ne voit dans tous les ouvrages que des opinions tout-à-fait erronées, et des hypothèses dénuées
de fondement.

Les anciens, qui avaient profondément réfléchi
sur l'état des parties qui devenaient le siége des

hémorrhagies, pensèrent que celles-ci s'opéraient, 1°. par anastomose, c'est-à-dire, que le sang sortait à travers les orifices naturels des vaisseaux dilatés, orifices qu'ils supposaient aux surfaces des corps internes et externes (*Anastomosin*) (1) ; 2°. ils croyaient que l'effusion de sang pouvait avoir lieu par les pores dont les parois des vaisseaux étaient pourvus, et ils appelaient cela hémorrhagies par diapedèse (*diapedesin*) (2).

3°. Enfin, ils étaient dans l'opinion que le sang se répandait quelquefois par des ouvertures accidentelles, ou des crevasses résultant d'une cause interne : c'est ce qu'ils nommaient hémorrhagies par diabrose. Je ne m'attacherai point à discuter si cette distinction est bonne ou mauvaise ; je remarquerai seulement que la première opinion des anciens était fondée sur la saine observation, puisqu'il est vrai que dans les hémorrhagies spontanées la structure des vaisseaux n'est presque jamais altérée.

Une chose bien étonnante, c'est que les mêmes médecins qui ont fait cette observation, ont supposé

------

(1) Erasistrate, au rapport de Cœlius Aurelianus (*Chron.*, lib. II, cap. x.), avait cette opinion. Depuis Erasistrate elle a été reproduite, selon Haller, par Schlichling.

(2) Huxam parle aussi de ces sortes d'hémorrhagies. (*Essai sur les Fièvres.*)

gratuitement que le flux hémorrhoïdal était toujours le résultat de la rupture des vaisseaux. Cette erreur n'a-t-elle pas dépendu de ce que dans les hémorrhoïdes anciennes on observe quelquefois de grosses veines variqueuses dont les parois sont percées, corrodées et ulcérées? Cela me paraît très-probable; mais remarquons que de pareils délabremens sont extrêmement rares, et que le plus souvent les veines dilatées n'offrent aucune rupture. En outre, il est très-ordinaire de voir les flux hémorrhoïdaux survenir indépendamment de toute espèce de varice : or dans ce cas on ne trouve jamais d'érosions; la membrane muqueuse du rectum et la peau des environs de l'anus sont parfaitement intactes (1).

D'après cela on doit être surpris que Bichat, qui a jeté tant de lumière dans la science médicale, qui a surtout fait tant de travaux pour débrouiller la doctrine des hémorrhagies, partage lui-même le sentiment commun, puisqu'il dit dans son Anatomie

---

(1) Je connais un jeune homme, dit le professeur Pinel, qui a mené une vie très-irrégulière, et qui, tous les mois, éprouve un érysipèle à la face, ou bien un écoulement excessif, continué pendant deux ou trois jours, d'un sang pur et vermeil, avec des douleurs de lombes. Nulle trace de gonflement variqueux des veines. Cet écoulement sanguin est précédé et accompagné, comme les hémorrhagies actives, de symptômes fébriles. (*Méd. cliniq.*, pag. 315.)

générale (1), « que les hémorrhagies muqueuses
» n'ont rien de commun que l'extravasation de sang
» avec celles qui sont l'effet des hémorrhoïdes, qui
» supposent toujours des ruptures veineuses. » Il
est à présumer que Bichat n'avait guère médité sur
les accidens qui surviennent dans cette maladie,
car il aurait vu que les phénomènes locaux et sympathiques du flux hémorrhoïdal sont absolument
semblables à ceux des hémorrhagies qui se font par
exhalation, et qu'il n'y a que la différence du siége
qui les distingue. Je suis persuadé encore que ce
grand anatomiste n'avait pas examiné, après la mort
des sujets, les tumeurs hémorrhoïdales ou la membrane muqueuse du rectum; il observait avec trop
de soin, pour ne s'être pas convaincu que les
mêmes observations qu'il avait faites à la face interne
de la matrice, à la suite d'un flux menstruel immodéré, étaient entièrement applicables aux tumeurs
hémorrhoïdales, et à la membrane interne du rectum.

Gardons-nous cependant d'accuser Bichat de
négligence, lui qui a été, pour ainsi dire, la malheu-
reuse victime de son zèle et de son amour pour la
science. Disons plutôt que, s'il n'a pas constaté l'état
des parties après le flux hémorrhoïdal, c'est qu'il
ne pouvait pas tout faire, et qu'il est extrêmement
rare qu'on soit à même d'ouvrir des sujets qui ont

____

(1) Tome IV, pag. 567.

succombé à cette affection. A la vérité on trouve quelquefois des flux hémorrhoïdaux symptomatiques qui deviennent funestes aux maladies ; mais ne faut-il pas alors qu'ils s'offrent à notre observation pour pouvoir constater s'ils ont été ou non la suite de la rupture des vaisseaux ?

Pour rendre plus clair et plus intelligible ce que nous avons à dire dans la suite de ce paragraphe, il convient de remarquer d'abord que le sang hémorrhoïdal sort des vaisseaux qui le contiennent, 1°. par la membrane muqueuse du rectum, indépendamment des tumeurs hémorrhoïdales, c'est-à-dire, sans qu'il existe la moindre apparence de ces dernières.

2°. Il se répand à la surface des tumeurs ordinairement par petites gouttes.

5°. Enfin il est versé dans des kistées, dont il ne peut sortir que lorsqu'il survient des crevasses.

Quel que soit le siége de l'hémorrhagie, elle se fait presque toujours par une sorte de perspiration, par une véritable exhalation. Ce qui le prouve d'une manière évidente, c'est qu'en prenant les tumeurs hémorrhoïdales des personnes mortes pendant ou peu après l'effusion sanguine, on fait sortir de leur surface des gouttelettes de sang ou de la sérosité sanguinolente qui, essuyée ou lavée, ne laisse voir aucune apparence de déchirure des vaisseaux. Or, si le flux hémorrhoïdal était l'effet des ruptures, non-seulement on les découvrirait à l'œil nu ou avec la loupe ; mais encore on trouverait de petites cicatrices, lorsque cet écoulement s'est manifesté périodiquement et à des intervalles rapprochés. Rien de tout cela ne s'observe pas plus que dans la matrice après plusieurs ménorrhagies.

Quand l'effusion sanguine survient par la membrane muqueuse du rectum, on ne remarque pas plus de ruptures qu'à la surface des tumeurs hémorrhoïdales, puisque cette membrane, lavée et essuyée, paraît lisse, polie, et plus ou moins épaisse : pour peu qu'on la serre entre les doigts, on fait suinter de sa surface libre de la sérosité sanguinolente ou du sang pur.

Enfin, lorsqu'on examine avec attention certains kistes hémorrhoïdaux, et qu'on les soumet à la pression des doigts, on obtient en général les mêmes résultats. Leur face interne est constamment lisse, polie et quelquefois très-luisante. Quand ils sont vides, ce qui est extrêmement rare, elle est blanchâtre ; mais, s'ils contiennent du sang, on la trouve parfois d'un rouge foncé.

J'ai vu, dans un cabinet de dissection de l'école pratique, un cadavre sur lequel je trouvai une tumeur hémorrhoïdale dans laquelle on remarquait un kiste rempli de sang. Après avoir ouvert cette poche, j'en retirai un caillot assez volumineux et arrondi comme une cerise. Les parois en étaient rouges et légèrement tuméfiées par le sang qui s'y trouvait infiltré ; mais je n'y découvris aucune marque d'érosion.

M. Recamier a aussi rencontré depuis long-temps de ces kistes contenant du sang coagulé.

On pourrait donc conclure de ces observations que le flux hémorrhoïdal se fait par exhalation, comme l'épistaxis, l'hémoptysie, l'hématémèse, les règles, l'hématurie, et qu'il n'y a d'autre différence entre ces diverses hémorrhagies que celle du siége. Mais ne laissons aucun doute sur cette vérité importante ; ajoutons encore de nouveaux faits à ceux que nous avons donnés jusqu'ici.

Pierre Razet, âgé de trente ans, maçon, d'un tempérament sanguin, d'une forte constitution, avait toujours joui d'une santé parfaite jusqu'à l'âge de vingt-trois ans, époque à laquelle il eut une maladie grave.

Peu de temps après il devint sujet aux hémorrhoïdes, qui coulaient abondamment et à des intervalles assez rapprochés; quelquefois le sang revenait péridioquement tous les quinze jours. Vers la fin de décembre 1810, il fut pris d'un appétit insolite, quoique jouissant d'une bonne santé. Le 4 janvier 1811, vers midi, et sans cause connue, il tomba en syncope pendant qu'il était occupé à son travail.

Rapporté chez lui, il eut un frisson assez fort ;

depuis cette époque il y a toujours eu perte d'appétit et courbature générale. Le malade prit une médecine le 12 sans se trouver soulagé ; le 17 il entra à l'Hôtel-Dieu, offrant les symptômes suivans : Céphalalgie interne, langue jaune et sèche, épigastre douloureux, ventre libre, urine rouge et claire ; le pouls était petit et très-fréquent ; la peau chaude, brûlante ; les yeux abattus.

Le 18, on ordonna la tisane d'orge avec l'oximel et un lavement avec camphre un scrupule.

Le 19, mieux sensible, langue plus humide ; le soir, selles liquides avec un assez grande quantité de sang.

Le 20, grande quantité de sang rendu par l'anus ; le pouls était moins fréquent, la langue moins sèche (orge miel) ; le soir, continuation de la perte de sang, qui fut énorme.

Le 21, pouls faible et petit, face pâle et décomposée, yeux languissans, ventre indolent. Le malade n'avait presque jamais rendu de sang qu'en allant à la selle ; il s'était toujours bien levé pour se placer sur le bassin. (Trait. chiendent, *Rabel*, édulcoré.) Mort dans la soirée (*).

Le lendemain je fis l'ouverture du cadavre de la

(*) L'histoire de cette maladie m'a été communiquée par mon confrère M. Lafore, qui voulut bien me laisser faire l'ouverture du cadavre.

manière suivante : Je commençai d'abord par enlever le rectum sans l'endommager ; je le coupai à peu près dans l'endroit où finit l'S iliaque du colon. Après en avoir fait la section, je le retournai dans toute son étendue, de manière que la face interne devint externe. Je lavai avec soin la membrane muqueuse qui me parut d'un rouge foncé dans l'étendue de quatre travers de doigts. Des veines variqueuses en petit nombre s'y présentaient çà et là, ce qui me fit soupçonner d'abord que quelqu'une d'entre elles s'était rompue, et que de cette rupture était résulté le flux de sang qui fit périr le malade.

C'est d'après cette idée que je fus conduit à faire les recherches suivantes : J'étendis le rectum sur une table, je le retins dans cette position avec les deux petits doigts, je pressai ensuite sur chaque veine avec les doigts medius auxquels je faisais faire un mouvement contraire ; de cette manière les veines se gonflèrent, parce que je forçais le sang qu'elles contenaient à occuper un moindre espace. On sent bien qu'en agissant de la sorte, ce liquide se serait extravasé, s'il y avait eu la moindre crevasse dans les veines, mais je puis assurer qu'il n'en sortit pas une seule goutte.

J'examinai ensuite la membrane muqueuse du rectum ; je n'y aperçus encore aucun vestige de déchirure des vaisseaux ; mais, quand je la pressais, il sortait à sa surface des gouttelettes sanguines qui correspondaient à des points presque imperceptibles ; à la marge de l'anus je trouvai trois tumeurs hémorrhoïdales, dont l'une était de la grosseur d'une noisette, et les deux autres plus petites ; toutes les trois étaient flétries et bleuâtres à l'extérieur. Cette couleur me parut être due à de petites veines variqueuses qui rampaient au-dessous de la peau.

Le parenchyme de ces tumeurs était spongieux, infiltré de sang, qu'on faisait sortir des vaisseaux capillaires en pressant avec les doigts. La surface de ces tubercules hémorrhoïdaux, malgré l'examen attentif que j'en fis, ne m'offrit aucune rupture des veines qui se trouvaient immédiatement sous la peau. Il ne paraissait pas non plus qu'il y en eût eu autrefois, attendu que je ne trouvai point de petites cicatrices qui auraient dû s'y rencontrer.

La plus grosse de ces trois tumeurs offrait à sa surface une petite ouverture arrondie, communiquant avec un petit sac intérieur de trois à quatre lignes de diamètre, et dans l'état de vacuité.

La surface interne de ce kiste était parfaitement lisse et blanchâtre ; on n'y trouvait d'autre ouverture que celle dont je viens de parler. Sa face externe était enveloppée, dans toute son étendue, d'un parenchyme spongieux ou cellulaire, au milieu duquel on découvrait de petites veines qui ne communi-

quaient aucunement avec le kiste, et qui se per-
daient dans ce tissu cellulaire. Le reste du canal
intestinal n'offrait rien de remarquable ; les organes
parenchymateux du bas-ventre ne présentaient aucun point d'engorgement ; les poumons étaient sains.
Je n'examinai pas la tête.

Voici un autre fait qui, je crois, ne paraîtra pas
moins concluant que le précédent.

M. N. L***, âgé d'environ quarante-six ans,
d'un tempérament sanguin-bilieux, d'une forte
constitution, issu de parens hémorrhoïdaires, et
d'une mère qui est morte subitement d'apoplexie,
était affecté depuis long-temps de plusieurs tumeurs
hémorrhoïdales qui devenaient parfois très-douloureuses, et dont il était soulagé lorsque le flux
hémorrhoïdal se manifestait. Depuis quelques mois
cet écoulement était devenu presque continuel, au
point que le malade était obligé de se garnir pour
éviter de tacher son linge.

Au mois de mars 1810 il vint à Paris pour des
affaires de commerce, et dans l'intention de consulter un homme de l'art sur sa maladie. Après
m'en avoir donné connaissance, il me demanda de
l'examiner ; je lui trouvai quatre tumeurs hémorrhoïdales externes, de forme arrondie et d'un rouge
violacé ; leurs pédicules étaient très-minces, en
sorte qu'elles ressemblaient à des cerises suspendues aussi par leurs pédicules. Comme le sang se

répandait à leur surface, je voulus voir s'il y avait des crevasses à travers lesquelles ce fluide s'échappait, mais je n'en découvris aucune; on remarquait seulement, quand on avait essuyé les tumeurs, que le sang sortait par des points presque imperceptibles.

Je dois observer que trois de ces tumeurs étaient assez molles, et qu'en les pressant on en faisait sortir une plus grande quantité de sang.

Cette affection étant devenue très-incommode au malade, il me pria de le conduire chez M. Pelletan, qui lui conseilla de faire faire la ligature d'une partie des tubercules hémorrhoïdaux. Le malade y consentit, et voulut que ce praticien célèbre lui fît l'opération. Elle fut pratiquée en effet quatre ou cinq jours après sans qu'il survînt aucun accident. La chute des tumeurs eut lieu vers le troisième jour de l'opération.

Ces faits prouvent donc, encore une fois, que le flux hémorrhoïdal s'opère par le même mécanisme que les autres hémorrhagies spontanées ; je pourrai par conséquent me dispenser d'entrer dans de plus longs détails sur cet objet. Mais, comme l'on pourrait m'accuser d'avoir examiné les choses avec prévention, je pense qu'il ne sera pas indifférent de comparer les hémorrhagies qui se font par exhalation, avec celles qui résultent de la rupture des vaisseaux. Ce parallèle ne fera que confirmer

de plus en plus tout ce qui a été dit relativement
à l'étiologie du flux hémorrhoïdal (*).

Toutes les hémorrhagies actives, qui se font par
exhalation, sont très-souvent précédées d'horripilations qui surviennent aux pieds, aux jambes, aux
cuisses, et plus fréquemment aux lombes et au dos.
Dans toutes il y a une irritation préliminaire locale
qui appelle le sang dans la partie où il doit s'extravaser. Toutes s'annoncent en général par des démangeaisons agréables ou incommodes, des picotemens,
et même des douleurs locales, qui peuvent devenir
générales lorsque les exhalans se prêtent difficilement au passage du sang, lorsque l'organe affecté
est très-sensible, ou qu'il a des rapports sympathiques très-marqués avec le reste de l'économie.

La marche de ces hémorrhagies est ordinairement
prompte; et, quand elles n'éprouvent aucun trouble, le sang s'arrête tout seul. La terminaison est
presque toujours heureuse. La moindre affection
morale peut les faire développer ou cesser subitement. L'impression d'un vent légèrement frais, ou
de l'eau froide, peuvent les supprimer instantanément, et avec des dangers variés pour les malades.
L'action sympathique des organes éloignés agit

(*) Il est bon d'observer que nous prenons pour type
de cette comparaison les hémorrhagies actives, parce que
c'est chez elles que les symptômes sont bien dessinés.

fortement sur elles ; de manière que, si l'on établit un point d'irritation dans un endroit qui correspond sympathiquement avec la partie qui est le siége de l'hémorrhagie, on peut faire cesser cette dernière dans un espace de temps très-court, témoin l'efficacité des vésicatoires et des synapismes dans une infinité de cas. Quelquefois aussi la moutarde, appliquée à des distances très-éloignées de l'endroit affecté, augmente l'hémorrhagie au lieu de la faire cesser (1).

Les hémorrhagies par exhalation deviennent très-souvent périodiques ; tantôt elles paraissent tous les mois ou tous les vingt jours, tantôt tous les six mois ou au printemps de chaque année. Quand elles sont supprimées, il est très-ordinaire de les voir remplacées par d'autres hémorrhagies, ou des affections souvent très-graves. Elles sont soumises aux influences des âges, des saisons, et même des lieux, ainsi qu'Hippocrate, Baglivi et d'autres l'ont observé.

Or remarquons que tous ces caractères se trouvent réunis dans les hémorrhoïdes, qui s'annoncent en général par des frissons, et quelquefois par un léger mouvement fébrile, par des douleurs locales et universelles, qui augmentent en raison de la susceptibilité des sujets, de la sensibilité de la partie

____

(1) Voyez l'ouvrage de M. Lordat.

inférieure du rectum , et de la résistance que les ouvertures exhalantes opposent au passage du sang .

Observons encore que la suppression du flux hémorrhoïdal est très-fréquente pour les causes les plus légères, qu'il est souvent remplacé par des épistaxis, des apoplexies sanguines , des hémopty-sies, des hématémèses, et que, dans d'autres cas, il est supplémentaire de ces hémorrhagies. Les influences sympathiques agissent sur lui d'une manière très-forte, puisqu'il peut augmenter, diminuer ou cesser tout-à-fait par l'irritation d'un organe éloigné du rectum. Ce flux sanguin est, après les règles, celui qui devient le plus souvent périodique , etc. Il n'y a donc, je le répète, entre les hémorrhagies en général et le flux hémorrhoïdal, que la différence du siége , différence qui introduit quelques modifications dans les phénomènes précurseurs et concomitans , mais qui ne change rien à la cause prochaine. Celle-ci est la même dans toutes les hémorrhagies actives spontanées ; dans toutes le sang prend la voie des exhalans, toutes enfin sont le résultat d'un effort intérieur , qui pousse ce fluide au dehors.

Voyons maintenant si les hémorrhagies dépendantes de la rupture des vaisseaux ne diffèrent pas essentiellement de celles dont nous venons de donner les caractères.

Il est bon d'observer d'abord que la rupture

des vaisseaux n'arrive guère d'une manière spontanée, à moins que leur texture ne soit déjà altérée : presque toujours elle est l'effet de l'action d'une cause mécanique. Or dans ce dernier cas le sang se répand sans presque aucun trouble organique local ; il n'y a point, comme dans les hémorrhagies actives, un état de congestion ou de fluxion préliminaire, point de douleurs, point d'ardeurs, point d'accidens sympathiques, point de frissons.

Mais, en supposant que ces sortes d'hémorrhagies s'annonçassent par les mêmes phénomènes que celles qui se font par exhalation, on pourrait encore les distinguer par une foule de caractères dont voici les principaux :

1°. Pour peu que l'ouverture des vaisseaux soit considérable dans les hémorrhagies traumatiques, l'abondance de l'écoulement est très-grande ; il continue sans intermission jusqu'à ce que l'art ou la nature lui opposent des obstacles mécaniques.

2°. Ces hémorrhagies sont surtout très-copieuses, et extrêmement dangereuses lorsqu'elles résultent de la rupture des varices.

5°. Elles ne sont aucunement influencées par l'irritation des organes éloignés de ceux où elles ont leur siége ; en vain appliquerait-on des synapismes, des vésicatoires, et le froid sur quelque partie du corps, qu'on ne les arrêterait pas, ou du moins ce ne serait que momentanément.

4°. Ce serait en vain qu'une personne atteinte d'une hémorrhagie par rupture des vaisseaux veineux, serait frappée de terreur, de tristesse, l'effusion sanguine ne se suspendrait pas ; ou, si elle était suspendue, elle se reproduirait dès que le trouble de l'économie cesserait. La colère, l'amour porté à l'extrême, et toutes les passions véhémentes peuvent bien la rendre plus copieuse si elle existe, mais on ne voit pas qu'elles contribuent à son apparition.

5°. L'expérience journalière démontre qu'on peut arrêter impunément, chez les sujets les plus forts, les hémorrhagies qui sont l'effet de la déchirure des vaisseaux ; tandis qu'après la suppression de celles qui se font par exhalation, il se manifeste très-souvent des apoplexies, des hémoptysies, des péripneumonies, et beaucoup d'autres affections.

6°. Les saisons, les climats, la température, l'âge et le sexe n'influent pas du tout sur les hémorrhagies par rupture des vaisseaux ; au contraire, toutes ces causes contribuent manifestement à l'apparition de celles qui surviennent par exhalation.

7°. Celles-ci, comme nous l'avons dit, sont très-sujettes à devenir périodiques, en sorte que par fois elles se renouvellent à des heures fixes (*).

______

(*) J'ai eu l'occasion de voir une jeune fille de quatorze

Jamais on n'observe cette régularité dans les hémorrhagies par rupture; une fois que les ouvertures des vaisseaux sont cicatrisées, elles le sont ordinairement pour toujours.

8°. Dans les hémorrhagies par exhalation on voit souvent le sang se répandre pendant un instant, cesser de couler un moment après pour reparaître dans une heure, et cesser au bout d'une autre. Dans les hémorrhagies par ruptures, ces alternatives d'écoulement et de non écoulement, comme le dit Bichat, ne se rencontrent pas; le sang s'extravase d'une manière continue, et particulièrement lorsqu'il prend sa source dans les veines variqueuses du rectum.

On trouve, dans les œuvres chirurgicales de J. L. Petit, un fait qui démontre toutes les difficultés que l'on éprouve à arrêter le sang lorsque les crevasses des veines sont un peu considérables.

« M........ était depuis plusieurs années affligé
» d'hémorrhoïdes internes, qui de temps en temps
» lui causaient de vives douleurs de coliques; il en
» avait presque toujours été soulagé par les lave-
» mens de décoction d'herbes émollientes, dans
» lesquels on mettait une once ou deux de beurre
» frais. Un jour, revenant de la chasse, il fut atta-

---

ans sujette à une hématémèse, qui survenait tous les matins à neuf heures; et cela depuis onze ans.

» qué de coliques plus vivement qu'à l'ordinaire :
» les lavemens ne le soulagèrent point ; deux sai-
» gnées promptement faites, le pavot ajouté à ses
» lavemens, n'apaisèrent point la douleur ; l'ayant
» saigné huit fois du bras en moins de trois jours,
» on le saigna du pied, et ses douleurs diminuè-
» rent. Ce soulagement fut attribué moins à cette
» dernière saignée qu'à l'évacuation de sang que
» le malade rendit par le fondement, venant sans
» doute des hémorrhoïdes qui s'étaient crevées. Ce
» sang noir et grumelé, qui sortit d'abord en assez
» grande quantité, diminua chaque jour jusqu'au six
» ou septième qu'il cessa. Le malade reprit quelques
» jours après sa vie ordinaire, se ressentant de
» temps en temps des mêmes douleurs, surtout
» lorsqu'il allait à la selle ; et, comme cette indis-
» position était supportable, il passa un an ou deux
» sans faire de remèdes ; mais les douleurs qu'il
» sentait en allant à la selle devinrent plus vives ;
» il rendit du sang en plus grande quantité. Lorsque
» les hémorrhoïdes en avaient rendu assez pour
» qu'il pesât sur le sphincter, il avait des coliques
» comme pour aller à la selle, il se présentait en
» rendant du sang noir et caillé. La première fois
» il crut avoir rendu beaucoup d'excrémens ; il fut
» effrayé de ne trouver dans son bassin aucune
» matière stercorale. Ce fut alors qu'il appela du
» secours, et qu'il connut le tort qu'il avait en do

» n'avoir pas suivi le régime et les remèdes qu'on
» lui avait prescrits.

» Il se soumit à tout, mais trop tard, car tout
» ce que peut faire le médecin fut de calmer les
» douleurs et de modérer la perte de sang ; il y a
» même lieu de croire que les topiques eurent
» autant de part à cette diminution que les remèdes
» intérieurs.

» On lui donna chaque jour deux ou trois lave-
» mens faits avec la décoction d'herbes émollientes
» et narcotiques pour nettoyer le rectum et le co-
» lon des matières fécales ou du sang qui pouvait
» y être contenu ; et, sitôt qu'il avait rendu son
» lavement, on injectait une espèce de digestif com-
» posé de la même décoction, dans laquelle on
» ajoutait deux gros de beurre de palmier et un
» jaune d'œuf, quelquefois des gouttes anodines.

» Malgré tous ces moyens le malade perdait
» toujours beaucoup de sang, et par conséquent
» ses forces, tomba dans le marasme, et mourut. »

A l'ouverture du cadavre J. L. Petit trouva le
foie peu gonflé, mais dur ; les veines mésentériques
spléniques et autres, qui forment la veine-porte,
étaient considérablement dilatées, parce que le
tronc était comprimé, non pas par le volume, mais
par la dureté du foie ; les veines hémorrhoïdales
depuis l'S du colon jusqu'au sphincter de l'anus
étaient variqueuses, crevées et ulcérées dans l'inté-

rieur du boyau ; les bords de plus d'une trentaine de ces ulcères, le boyau même, dans presque toute son étendue, étaient durs et calleux (1).

Pour peu qu'on réfléchisse à cette observation, on sentira facilement que, dans les premiers temps, les hémorrhoïdes n'étaient pas ulcérées, ni les veines rompues, et que, s'il sortait du sang par les tumeurs hémorrhoïdales, il prenait la voie des exhalans. Comment concevoir en effet que l'hémorrhagie n'eût pas été plus abondante, si dans les premiers momens de la maladie il y avait eu des crevasses aux parois des veines ? Est-il croyable que le molimen hémorrhagique se fût manifesté si souvent, que le flux hémorrhoïdal eût diminué successivement, et qu'enfin le malade eût pu reprendre sa vie ordinaire, si le sang n'avait pas pris la voie que j'indique ? Pense-t-on que, si réellement la continuité des vaisseaux avait été rompue, la maladie aurait été supportable pendant l'espace de deux ans ? Je ne le crois pas ; au contraire, je suis bien convaincu que le sujet aurait succombé beaucoup plus tôt qu'il ne fit, et d'autant plus promptement que le rectum était très-souvent dans un état de congestion, et fréquemment irrité par le passage des matières stercorales.

Je pense qu'on pourrait dire avec quelque certi-

---

(1) *Œuvres chirurgicales*, tom. II, pag. 24.

tude que la déchirure des vaisseaux veineux ne survint que dans les derniers temps de la maladie : aussi fut-il impossible alors d'arrêter l'hémorrhagie, qui continua sans interruption jusqu'à la mort du malade.

Quoi qu'il en soit, ce fait nous prouve que les hémorrhagies du rectum sont quelquefois le résultat de la rupture des vaisseaux. Mais je dois observer qu'on ne doit pas considérer ces sortes d'effusions de sang comme de véritables flux hémorrhoïdaux, puisqu'elles ne diffèrent en rien des autres hémorrhagies par solution de continuité. Il en est d'elles comme des écoulemens sanguins qui surviennent aux ulcères variqueux des jambes et aux cancers ulcérés des mamelles, où les vaisseaux rongés laissent échapper le sang en très-grande abondance.

Dans le véritable flux hémorrhoïdal il n'existe pas de rupture des vaisseaux ; les exhalans seuls donnent passage au sang ; et, si les vaisseaux capillaires présentent quelquefois des déchirures, elles dépendent, non de l'effort hémorrhagique, mais bien d'une cause mécanique quelconque. Aussi observe-t-on qu'elles sont assez fréquentes lorsque les matières stercorales sont dures, rudes, anguleuses, et quand leur excrétion est très-difficile. Il semblerait de prime abord que dans les cas de faiblesse de tout le corps le flux hémorrhoïdal dépend de la rupture des vaisseaux capillaires ;

mais on concevra difficilement cette rupture, si l'on fait attention que les vaisseaux exhalans qui dérivent des capillaires (1) sont également frappés d'atonie, et qu'ils permettent au sang de s'échapper par une sorte d'exudation.

Les médecins qui ne veulent pas que le sang, dans les hémorrhagies spontanées, prenne la voie des exhalans, objecteront sans doute contre la théorie que j'établis relativement au flux hémorrhoïdal, qu'on n'a pas encore démontré l'existence de ces vaisseaux, et qu'on n'a fait que les supposer d'après certains phénomènes qui se passent dans l'économie animale. Mais, si les anatomistes n'ont pas encore pu les mettre à découvert dans les membranes muqueuses, les injections, l'analogie qui existe entre ces membranes et la peau (où le docteur Gaultier les a démontrés), l'observation des phénomènes physiologiques, les symptômes des hémorrhagies, et surtout l'anatomie pathologique, doivent nécessairement nous les faire admettre.

---

(1) Les *Recherches anatomiques sur le tissu cutané*, du docteur Gaultier, le démontrent d'une manière irrécusable.

§. VIII.

De la nature du sang hémorrhoïdal.

Les auteurs ne sont pas d'accord sur la nature du sang hémorrhoïdal; le plus grand nombre pense qu'il tire sa source des veines; les autres croient au contraire qu'il provient des artères. Examinons en deux opinions, et tâchons de déterminer quelle est celle qui repose sur des fondemens les plus solides.

Nous avons dit plus haut que les tumeurs hémorrhoïdales se divisent en internes et en externes; mais, en adoptant cette division, faut-il croire avec Stahl, Alberti et tant d'autres médecins, que les tumeurs situées dans l'intérieur du rectum donnent exclusivement passage au sang de la veine-porte, tandis que les externes laissent échapper uniquement le sang de la veine-cave? Une hypothèse aussi gratuite ne saurait subsister pour celui qui ne s'en rapporte qu'aux faits; car, pour qu'elle pût jouir de quelque valeur, il faudrait qu'on eût démontré que ces deux ordres de vaisseaux sont isolés : or presque tous les anatomistes conviennent que leurs extrémités capillaires communiquent toutes ensemble. D'ailleurs l'anatomie nous apprend encore que les artères hémorrhoïdales internes, qui naissent des hypogastriques, et les externes, qui sont des branches de la mésentérique inférieure, se distribuent comme ces veines à l'intestin rectum. En outre, le système des vaisseaux hémorrhoïdaux n'est pas seulement formé par les veines et les artères dont je viens de parler, mais il existe encore des rameaux de l'artère fessière, qui vient de l'iliaque postérieure, qui se répandent comme les autres jusqu'au rectum, aux muscles sphincters, au tissu cellulaire, et à la peau de la marge de l'anus. Or, si les choses se passent de la sorte, pourquoi le sang ne serait-il pas aussi bien artériel que veineux ? La réponse doit être affirmative si l'on adopte l'opinion d'Hoffmann, qui dit expressément : *Ipse fluxus immediatè et proximè per arteriolarum ramos sanguine nimium distinctos tandemque disruptos contingit* (1).

Santorini (2) croit aussi que le sang hémorrhoïdal vient des artères et non des veines. Mais ne nous bornons pas à citer des opinions pour en détruire d'autres. Etablissons plutôt des faits qui nous paraissent prouver jusqu'à l'évidence que le flux hémorrhoïdal est fourni par le système artériel.

Disons avant tout que les médecins qui ont considéré ce flux comme formé par le sang veineux, ont été conduits à penser de la sorte par l'idée qu'ils

---

(1) *Med. rat.*

(2) *Opusc. de Hæmorrh.*

se sont faite de la nature des tumeurs hémorrhoïdales. Ils ont cru que ces dernières étaient constamment le résultat de la dilatation variqueuse des
veines; d'après cela ils ont dit que, lorsque les
tumeurs étaient gonflées, les veines augmentaient
nécessairement de volume, qu'elles se distendaient
et finissaient par se rompre.

On conçoit bien qu'en raisonnant de cette manière on devait conclure naturellement que le sang
hémorrhoïdal prenait sa source dans les veines;
mais quand on ne s'en rapporte pas aveuglément au
sentiment des autres, quand on se donne la peine
de bien examiner les faits, on voit que les choses se
passent bien différemment, et qu'on a eu grande-
ment tort de penser que le flux hémorrhoïdal ne
venait jamais des artères.

En effet, nous avons déjà vu que les tubercules
hémorrhoïdaux sont ordinairement formés de tissu
cellulaire indépendamment des varices; que ce tissu,
lors du molimen ou effort hémorrhagique, s'injecte,
pour ainsi dire, de sang; et que celui-ci sort sans
rupture des vaisseaux par une sorte de perspiration.
Or cette perspiration ne peut venir que du système
capillaire artériel, puisque les exhalans en dérivent
immédiatement : conséquemment le flux hémorrhoïdal ne doit point être considéré comme venant
des veines.

Nous avons également remarqué que les ouver-

tures des cadavres ont fait voir que le flux hémorrhoïdal se manifeste indépendamment des tumeurs
et des dilatations veineuses, que le sang sort à travers la membrane muqueuse intestinale par une
véritable exhalation; d'où je conclus encore une
fois que le sang hémorrhoïdal ne vient pas des veines,
comme on le croit généralement.

Veut-on maintenant la preuve que le sang artériel
arrose abondamment les tubercules hémorrhoïdaux ?

Une femme, âgée de 25 à 26 ans, mourut à
l'Hôtel-Dieu le 21 juillet 1811, à la suite d'une
fièvre adynamique consécutive, accompagnée d'un
dévoiement colliquatif. Elle avoit quatre ou cinq
tumeurs hémorrhoïdales, dont deux plus volumineuses que les autres étaient extérieures, et situées
sur le sphincter externe de l'anus. Toutes étaient
aplaties, et ressemblaient par leur forme à des
valvules intestinales; elles étaient flétries et ridées.
Celles qui se trouvaient dans le rectum n'étaient
pas éloignées de l'anus de plus d'un travers de
doigt.

Le lendemain je tentai, de concert avec mon
ami le docteur Faure, et M. Sanson, chirurgien
interne de l'Hôtel-Dieu, l'expérience suivante :

Après avoir ouvert les parois abdominales, nous
mîmes les artères hypogastriques à découvert; nous
fîmes la section de celle du côté droit, dans laquelle

nous plaçâmes la canule d'une seringue à injection ; mais, afin que notre expérience réussît mieux, nous liâmes l'artère iliaque du même côté.

Cela étant fait, M. Sanson injecta l'artère hypo-gastrique droite avec de l'huile de térébenthine, dans laquelle on avait mis du noir de fumée. Dès les premiers coups de piston les tumeurs hémor-rhoïdales prirent une couleur noirâtre ; on injecta ensuite un mélange composé de suif, de poix de résine et de noir de fumée ; un grand nombre de petits vaisseaux furent pénétrés, la peau des environs de l'anus devint noire ; mais les tumeurs hémorrhoïdales ne changèrent pas de couleur. Peu de temps après cette dernière injection je coupai le rectum dans l'endroit où finit l'S iliaque du colon, je l'enlevai sans l'endommager, avec la vessie, la matrice et le vagin ; je le fendis ensuite dans toute sa longueur. Voici ce que nous remarquâmes : la surface interne du rectum ne présentait aucune dilatation variqueuse des veines ; les tumeurs hé-morrhoïdales étaient d'une couleur foncée à l'ex-térieur ; leur parenchyme offrait l'aspect d'un tissu cellulaire serré sans varices. Quand on coupait ces tumeurs, on voyait de petits vaisseaux capillaires noirâtres, dont la plupart étaient remplis par l'huile de térébenthine, et les autres par la matière de l'injec-tion ordinaire. Ces vaisseaux étaient tellement dis-tincts, qu'on pouvait les soulever avec la pointe du bistouri. Quelques-uns d'entre eux donnaient, quand ils étaient coupés, de petits morceaux figés de l'injection ordinaire.

Sur un autre sujet qui mourut, dans la salle du Rosaire, d'un péritonite chronique accompagné d'ascite, nous répétâmes la même expérience; nous obtînmes des résultats encore plus marqués (*).

Les artères hémorrhoïdales furent toutes pénétrées par l'injection, de manière qu'on pouvait les suivre jusque dans les tumeurs hémorrhoïdales où elles se terminaient par une infinité de petits rameaux qui étaient également injectés. Le tissu parenchymateux des tumeurs avait une couleur noirâtre, et ressemblait à un lacis de vaisseaux. On n'apercevait aucune veine dilatée; les rameaux de l'artère honteuse interne étaient aussi injectés, et allaient se rendre dans les tumeurs hémorrhoïdales. Dans quelques-unes de celles-ci on trouvait de petits kistes remplis d'un sang coagulé, qui ressemblait tantôt à une gelée de groseille, tantôt à de la lie de vin. La grosseur de ces kistes variait depuis celle d'un petit pois jusqu'à celle d'un grain de millet; leur forme était en général oblongue; quelques-uns, et surtout les plus petits, étaient lenti-

----

(*) Plusieurs personnes étaient présentes à ces expériences, et entre autres MM. Lugol et Edouards, tous les deux docteurs en médecine.

culaires. A chacun de ces kistes allaient aboutir de petits filamens blanchâtres, qu'on pouvait suivre quelquefois l'espace d'un pouce. L'injection n'avait pas pénétré ces filamens, ni les kistes. Ceux-ci ne se rencontraient pas seulement dans les tumeurs; mais on en trouvait encore au dessous de la membrane muqueuse du rectum (*).

Voici un troisième fait, dont M. Descrambes, interne de l'hôpital Saint-Antoine, m'a fait part dans une lettre datée du 16 juillet 1811.

« Monsieur, je vous envoie les détails que je vous » ai promis sur les circonstances dans lesquelles le » hasard m'a fait rencontrer une tumeur hémor-» rhoïdale remplie d'une partie de l'injection que » j'avais faite pour voir les artères du bassin.

» Nous étions vers la fin du mois de mai, et la » difficulté de garder un sujet assez de temps pour » voir sur le même toute l'angiologie, nous obli-» gea, M. Laumont, interne de l'hôpital Saint-» Antoine, et moi, à ne la voir que par parties : » nous injectâmes d'abord les artères du bassin par » l'iliaque primitive gauche ; et, quoique nous ne » nous fussions servis que de la colle et du noir de » fumée, l'effet fut tel que nous l'avions désiré.

(*) J'ai fait les recherches sur les kistes, de concert avec le docteur Gaultier, qui depuis a eu l'occasion d'ouvrir un cadavre, sur lequel il trouva cinq tumeurs assez lisses, dont chacune contenait plus de cinquante petits kistes.

» Comme je ne pouvais préparer l'artère honteuse
» interne qui fixait particulièrement notre attention
» sans sacrifier quelques artérioles des environs de
» l'anus, je portai le scalpel de ce côté ; et, en
» pressant avec mes doigts, je crus sentir un corps
» résistant dans l'intérieur du rectum, que je pris
» d'abord pour de la matière fécale endurcie. Pour
» m'en assurer, je portai le doigt dans l'intestin et
» sentis une tumeur de la grosseur d'une noisette,
» adhérente au côté gauche, à un demi-pouce en-
» viron de l'anus. Je divisai l'intestin du côté op-
» posé, j'enlevai la tumeur, et nous la reconnû-
» mes, M. Laumont et moi, pour être une hémor-
» rhoïde, que nous trouvâmes remplie de la ma-
» tière que nous avions injectée. Je voulus essayer
» de l'enlever en partie ; je n'y parvins que diffici-
» lement à cause d'une infinité de brides filamen-
» teuses qui s'entrecroisaient en tous sens. Ce fait
» nous rappela de suite les idées de M. Recamier
» sur les tumeurs hémorrhoïdales, et nous vîmes
» avec lui qu'elles n'étaient point formées par des
» dilatations veineuses, mais bien par un tissu cel-
» lulaire qui se remplissait d'un sang artériel. »

Ces faits doivent donc nous convaincre de plus
en plus que le flux hémorrhoïdal est fourni par les
artères, et non par les veines hémorrhoïdales, qui
ne se trouvent presque jamais dans le parenchyme
des tumeurs du même nom, et qui, lorsqu'elles

s'y rencontrent, sont toujours en très-petit nombre et enveloppées par du tissu cellulaire. Ce n'est donc pas sans étonnement qu'on lit, dans des ouvrages modernes très-estimables, que les tubercules hémorrhoïdaux dépendent toujours de la dilatation des veines, et que celles-ci jouissent de la faculté de se contracter anti – péristaltiquement, ce qui est bien loin d'être démontré. M. Lordat croit que ce mouvement anti péristaltique existe, parce que « souvent les hémorrhoïdes tiennent à des veines » variqueuses assez grosses, dont le surcroît de » diamètre est d'autant plus grand qu'on les observe » plus près de la tumeur : or, continue-t-il, la » formation de ces hémorrhoïdes n'est ordinaire- » ment que le prélude d'une extravasation de sang ; » et, si l'on se permet d'appeler artérielles les hé - » morrhagies dont j'ai parlé, celles-ci pourront se » nommer veineuses. »

Mais, si les tubercules hémorrhoïdaux ne présentent pas des varices, ne serait-ce pas commettre un contre-sens manifeste que d'appliquer au flux hémorrhoïdal le nom d'hémorrhagie veineuse? En outre, quand bien même il existerait des dilatations veineuses dans les tumeurs hémorrhoïdales, il ne serait pas facile de concevoir que l'hémorrhagie se fît aux dépens du sang des veines ; car comment serait-il possible que les veines ainsi dilatées se contractassent par un mouvement anti-péristaltique ? N'est-il

pas vrai que leur dilatation tient à un état de relâchement, qui fait qu'elles ne peuvent conduire le sang
jusqu'au cœur? Or, s'il y a atonie de leur tissu, il
me paraît évident qu'elles ne peuvent se contracter
assez fortement pour faire subir au sang un mouvement rétrograde.

Mais on ne s'est pas contenté d'établir, comme
un principe général, que les tumeurs hémorrhoïdales dépendaient des varices, et que le flux dont
elles sont souvent le siége provenait des veines; on
a cru de plus qu'il était facile de distinguer, à la
couleur du sang, si l'hémorrhagie venait de la veine-
porte ou de la veine-cave. Pour cela on a dit que
les hémorrhoïdes internes (c'est-à-dire, celles qu'on
a crues dépendre du système de la veine-porte) donnaient passage à un sang noir crasseux et épais,
tandis que les externes (c'est-à-dire, celles qu'on
a considérées comme résultant de la dilatation des
branches de la veine-cave) rendaient un sang rouge
et beaucoup plus fluide. Je n'ai pas besoin de dire,
je pense, que cette distinction est tout-à-fait illu-
soire, puisque j'ai fait voir précédemment que le
flux hémorrhoïdal venait des artères, et non pas
des veines. Mais, en admettant que celles-ci fournissent le sang, la distinction dont je viens de parler n'en sera pas plus fondée. En effet, les rameaux
de la veine-porte et de la veine-cave qui vont se
rendre au rectum, communiquent tous ensemble;

de manière que, si les tumeurs hémorrhoïdales fluaient, il arriverait nécessairement que les veines hémorrhoïdales externes se dégorgeraient dans le même moment que les internes, *et vice versâ*. Ce que je dis ici est si vrai, qu'il y a beaucoup de personnes qui souffrent en même temps des tumeurs hémorrhoïdales placées dans le rectum, et de celles qui sont implantées aux environs de l'anus. Or, quel que soit l'endroit où survienne l'hémorrhagie, que ce soit à l'intérieur ou à l'extérieur de l'intestin, les malades n'en sont pas moins soulagés. Comment expliquer ensuite le bien-être que procure la soustraction du sang faite par les sangsues, lors même que les tumeurs internes sont seules douloureuses. On applique ces animaux à l'extérieur, et cependant les malades se trouvent ordinairement guéris pour le moment.

La couleur du sang ne pourrait point servir de caractère pour distinguer si ce liquide sort de la veine-porte ou de la veine-cave ; car, soit qu'il dérivât du premier de ces vaisseaux, soit qu'il provînt du second, il perdrait toujours de sa couleur rouge à mesure qu'il stagnerait dans les tumeurs hémorrhoïdales (*). S'il arrivait donc que le flux hémorrhoïdal externe se fît long-temps attendre,

____

(*) Je dois remarquer que je suppose toujours que le flux hémorrhoïdal vient des veines, quoiqu'il soit démontré qu'il tire sa source des artères.

que les tumeurs restassent gonflées et douloureuses,
il est certain que le sang, lorsqu'il sortirait, pré-
senterait une couleur noire. Si au contraire le flux
hémorrhoïdal interne arrivait promptement sans
que la staze sanguine fût très-prolongée, le sang
pourrait bien avoir alors une couleur noire; mais
cette couleur ne serait pas sans doute plus foncée
que celle du sang sorti par les vaisseaux hémorrhoïdaux externes.

Au reste nous pouvons dire, avec l'illustre F.
Hoffmann (1), que la couleur du sang change selon
les diverses époques de l'hémorrhagie; qu'en général il est noir et grumeux dans les commencemens,
quelquefois par gros caillots; ensuite il devient
rouge, et enfin séreux et pituiteux, ayant l'apparence du blanc d'œuf. Le sang varie encore par
sa couleur et sa consistance, selon l'âge, le tempérament et la constitution de chaque sujet : ainsi
chez les personnes jeunes et vigoureuses ce liquide
est rouge, épais, et très-facile à se coaguler; la
fibrine domine éminemment sur la sérosité. Au
contraire, chez les vieillards et les gens faibles
il est plus fluide, moins ferme, plus difficile à se
réduire en caillots; la sérosité est beaucoup plus
abondante que la fibrine.

---

(1) Hoffmann, *Med. rat.*, sect. 1, *de Hæmorr. flux. nimio.*,
tom. IV.

Quelques médecins ont encore soutenu qu'on pouvait indiquer ou reconnaître si le sang tirait sa source des veines internes ou externes, d'après les effets que le flux hémorrhoïdal produisait. Ainsi, lorsque cet écoulement guérissait la manie, l'hypocondrie ou la mélancolie, il était fourni, selon eux, par la veine-porte. S'il augmentait les symptômes de ces maladies, et que les malades en fussent affaiblis, il provenait des vaisseaux veineux externes. Mais il est facile de voir que toutes ces distinctions sont purement gratuites, puisque le flux hémorrhoïdal se fait aux dépens des artères, et non des veines. Si donc nous avons fait mention de ces hypothèses, ce n'est que pour faire voir que, dans l'état actuel de nos connaissances, elles devaient être entièrement abandonnées.

§. IX.

Diagnostique.

Pour constater l'existence de l'affection hémorrhoïdale, on doit faire attention à trois choses, 1°. au molimen hémorrhagique (*molimen hæmorrhagicum*) ; 2°. aux tumeurs hémorrhoïdales, considérées indépendamment du flux de sang ; 3°. au flux hémorrhoïdal lui-même.

Molimen. Parmi tous les symptômes qui se manifestent pendant que la nature fait des efforts pour produire le flux hémorrhoïdal, il n'en est aucun qu'on puisse regarder comme un signe certain ou pathognomonique de la maladie, puisque tous peuvent se développer dans une foule d'autres affections. Ainsi les coliques, les douleurs lombaires, la constipation, les vertiges, etc., qui surviennent dans l'affection hémorrhoïdale, se déclarent également dans certaines fièvres : ainsi les anxiétés précordiales, les points de côté, les palpitations, qui forment quelquefois les préludes des hémorrhoïdes, se manifestent dans les inflammations de la plèvre, des poumons et du cœur. Le prurit et la douleur de l'extrémité inférieure du rectum ou de l'intérieur de cet intestin, le sentiment de poids au périnée, la sensibilité de la partie supérieure des cuisses, le refroidissement des membres abdominaux, etc., ne peuvent que faire soupçonner l'apparition prochaine des hémorrhoïdes, puisque plusieurs de ces symptômes dépendent souvent de tout autre cause. Lorsque ces phénomènes surviennent périodiquement, comme vers les équinoxes et les solstices, on est en droit de présumer encore davantage que les hémorrhoïdes se manifesteront ; mais on est loin d'en avoir la certitude.

Tumeurs hémorrhoïdales. Le diagnostique de ces tumeurs n'embarrasse pas ordinairement le praticien instruit ; mais celui qui ne connaît point plusieurs excroissances qui se développent aux environs de l'anus , et qui sont en général de nature vénérienne , pourrait fort mal à propos prendre ces dernières pour de véritables tumeurs hémorrhoïdales. Il ne sera donc pas inutile d'établir un léger parallèle entre ces diverses excroissances. Les tumeurs hémorrhoïdales sont indolentes ou douloureuses : dans le premier cas elles ressemblent en général à des tubercules plus ou moins arrondis, recouverts , quand ils sont placés sur le sphincter externe de l'anus , par une peau flasque et ridée , qui devient luisante lorsqu'on l'étend avec les doigts.

Au contraire , quand elles sont douloureuses , et que la congestion est un peu forte , la peau est tendue , lisse , rénitente , et d'un rouge plus ou moins violet. Cette couleur est surtout remarquable quand les tumeurs ont leur pédicule implanté dans le rectum , et qu'elles sont serrées par le sphincter externe de l'anus. Ajoutons à ces caractères que , dans les premiers momens de leur développement , les tumeurs hémorrhoïdales forment quelquefois des espèces de sacs (1) qui offrent une certaine mollesse au toucher. Dans quelques cas la peau ou la membrane muqueuse est si transparente , qu'on peut distinguer le sang que ces tumeurs contiennent.

---

(1) Stahl leur a donné le nom de *tubercula vesiculosa.*

Les tumeurs hémorrhoïdales deviennent ordinairement le siége d'une irritation périodique ou irrégulière, qui se fait souvent sentir vers les équinoxes et les solstices.

Si l'on incise ces tumeurs, on trouve que leur parenchyme est constamment formé par du tissu cellulaire, à la surface duquel on trouve quelquefois des varices (*). Celles-ci ne se rencontrent presque jamais dans le parenchyme des tumeurs.

Les maladies qu'on pourrait confondre avec les tumeurs hémorrhoïdales sont :

1°. Le *fic*, petite excroissance à pédicule étroit, arrondie, plus ou moins dure et indolente, formant une espèce de tête, et dont l'intérieur offre l'assemblage d'une foule de petits grains, qu'on a comparés à ceux qui se trouve dans les figues.

2°. Les *condylomes*, excroissances aplaties, de forme très-irrégulière, indolentes, laissant échapper de leur surface une matière liquide et fétide.

3°. Les *poireaux*, petites tumeurs verruqueuses, allongées et minces, quelquefois très-douloureuses au toucher, et souvent couvertes d'humidité.

4°. Le *thymus*, tumeur d'une grosseur variée, blanchâtre ou rougeâtre, ordinairement indolente, hérissé d'aspérités, de rugosités, de crevasses,

---

(*) On trouve assez souvent des kistes dans ce tissu cellulaire.

devenant quelquefois la source d'un écoulement sanguin qui n'est jamais périodique.

5°. Les *crêtes*, prolongemens de la peau, de forme et de couleurs variables ; tantôt mous, flasques et pendans ; tantôt durs, calleux et semblables aux crêtes de coq.

6°. Les *ragades*, crevasses ulcérées, plus ou moins profondes et douloureuses, survenant dans les sillons qui entourent l'anus en forme de rayon, ayant souvent les bords calleux, durs, et repliés en dehors, répandant du pus ou une sérosité ichoreuse.

7°. Les *verrues*, excroissances courtes, aplaties, dures et rudes au toucher.

Quant aux tumeurs hémorrhoïdales internes, on les distinguera facilement de l'engorgement squirrheux ou cancéreux du rectum, qui peut exister avec ou sans ulcération, mais qui ordinairement est doux au toucher, et ne présente point d'inégalités. Dans l'affection hémorrhoïdale on trouve des bourrelets que séparent des sillons, dans lesquels on peut placer l'extrémité du doigt.

Quand le cancer du rectum devient le siége d'un écoulement sanguin, les symptômes du flux hémorrhoïdal ne se manifestent point (1).

-----

(1) Si l'on veut de plus longs détails sur la comparaison des hémorrhoïdes internes et le cancer du rectum, on peut voir les Œuvres posthumes de Percival-Poot.

Ce flux a aussi quelques affinités avec d'autres maladies, desquelles il est très-important de les distinguer : c'est ainsi qu'on pourrait le confondre avec l'écoulement sanguin dyssentérique et le *mœlena*; et il faut convenir qu'il n'est pas toujours facile d'éviter cette méprise : on peut cependant y parvenir, en faisant attention aux symptômes qui précèdent ou accompagnent ces affections, et sur-tout en examinant soigneusement la nature des déjections, et leurs caractères physiques.

Dans la dyssenterie bien caractérisée, les déjections sont constamment liquides, tandis qu'elles sont toujours plus ou moins dures dans l'affection hémorrhoïdale, pourvu toutefois qu'il n'y ait pas d'affection saburrale, ou d'ulcération dans le canal intestinal.

Dans la dyssenterie les déjections sont précédées de tranchées et de ténesme ; cela n'arrive presque jamais dans l'affection hémorrhoïdale, qui s'annonce d'ailleurs d'une manière tout-à-fait différente.

Dans la dyssenterie il y a toujours plus ou moins de sang qui se trouve mêlé avec les matières fécales ou les mucosités : dans le flux hémorrhoïdal cela n'arrive point ; le sang vient toujours avant ou après la sortie des matières stercorales, de manière que presque constamment leur superficie en est teinte.

Tels sont les caractères que l'on peut donner

pour distinguer le flux hémorrhoïdal du flux sanguin dyssentérique. Je regrette de ne pas en avoir
trouvé de plus positifs, et d'avoir laissé le diagnostique comparatif de ces deux maladies encore in-
complet. Les difficultés sont encore beaucoup plus
grandes lorsque la dyssenterie et les hémorrhoïdes
coïncident ensemble ; et c'est sans doute dans ce
cas que le médecin peut se trouver très-embarrassé
pour déterminer si l'écoulement de sang dépend de
l'une ou l'autre de ces affections. Juncker (1), s'étant
aperçu de cette difficulté, pose en principe que
l'effusion sanguine est hémorrhoïdale, et nulle-
ment dyssentérique, lorsqu'elle soulage les malades, et que le soulagement est proportionné à la
quantité de sang rendue. Il ajoute que, si dans la
dyssenterie le sang est pur et abondant, tous les
symptômes deviennent plus graves, et mettent souvent fin, en peu de jours, à la vie des malades.
Mais nous remarquerons que tous les flux hémorrhoïdaux ne sont pas soulageans ; que par conséquent on ne peut pas induire, du défaut de soulagement, que le flux de sang est dyssentérique. En
outre on a observé des dyssenteries épidémiques
où le flux de sang était très-salutaire. Zimmermann
parle d'un paysan, âgé de soixante ans, et adonné
au vin, qui fut pris de la dyssenterie, dont il guérit

______

(1) *Dissert. de Dyssent.*

inopinément après avoir rendu des selles très-sanguinolentes (1).

On ne peut donc pas déterminer, d'après les caractères que nous donne Juncker, si le flux de sang est dyssentérique ou hémorrhoïdal. Je crois même qu'il est impossible d'établir, sous ce rapport, une distinction bien rigoureuse. Si cependant on veut considérer tout écoulement sanguin provenant du rectum comme un flux hémorrhoïdal, je pense qu'on peut dire que le sang tire sa source des vaisseaux hémorrhoïdaux, lorsqu'il sort pur, ou quand il teint seulement la surface des matières stercorales : qu'au contraire il vient d'une source plus élevée, lorsqu'il est mêlé avec les matières fécales ou des mucosités.

Dans le *mœlena* le sang est plus noirâtre, plus fétide, et plus souvent réduit en caillots, que dans les hémorrhoïdes. Dans le premier cas il est très-souvent mêlé avec les matières fécales ; dans le second, cela n'arrive jamais. Dans le *mœlena* les déjections déposent, au fond du vase dans lequel elles sont contenues, un sédiment noirâtre, semblable à de la suie ou à du marc de café : dans le flux hémorrhoïdal on n'observe pas la même chose.

Lorsque l'hémorrhagie prend sa source dans l'estomac, les préludes sont tout-à-fait différens de

----

(1) *Traité de la Dyssenterie*, page 174.

ceux qui annoncent le flux hémorrhoïdal. Il survient des anxiétés dans les hypocondres, des flatuosités, un refroidissement des membres et du dos : le pouls est faible et inégal ou intermittent ; les intermittences sont d'autant plus marquées, que l'hémorrhagie stomacale est plus imminente ; la face est ordinairement pâle, et la faiblesse très-grande. A mesure que le sang se répand dans l'estomac, les anxiétés et la tension des hypocondres se changent en angoisses, le malaise augmente de plus en plus, les horripilations sont remplacées par un froid glacial ; quelquefois les pieds, les mains, les doigts et les ongles deviennent livides et plombés ; la pâleur devient extrême ; le pouls est faible, concentré, et parfois imperceptible. Tous ces symptômes se manifestent avant que le sang soit rejeté au dehors, soit qu'il sorte par la bouche, soit qu'il se répande par l'anus. Dans le flux hémorrhoïdal on sent un prurit à l'anus, des douleurs plus ou moins vives dans le rectum ; on éprouve un sentiment de pesanteur et de fourmillement au périnée, des maux de tête gravatifs, des vertiges, des étourdissemens : le pouls, au lieu d'être faible, est dur, résistant et profond ; la face, loin d'être pâle, est ordinairement rouge ; les anxiétés, les angoisses, le malaise, le froid glacial des extrémités, la lividité des pieds et des mains, la faiblesse extrême du pouls, qui se déclarent dans l'hématémèse et le mælena, au moment où le sang se répand dans l'estomac ou dans les intestins, ne se manifestent dans le flux hémorrhoïdal que lorsqu'il est très-abondant.

Je ne parlerai point ici de l'hépatirée, ou *fluxus hepaticus*, comme d'une hémorrhagie particulière, parce que je suis persuadé que ce n'est autre chose qu'une variété du mælena, ou une suite de la dyssenterie. Quoi qu'il en soit, le sang est, dans ce cas, semblable à de la lavure de chairs.

On doit encore distinguer le flux hémorrhoïdal d'une hémorrhagie qui surviendrait par une ulcération intestinale. Dans ce cas les symptômes propres aux hémorrhoïdes ne se manifestent point ; il n'existe pas de molimen ou d'effort hémorrhagique ; le sang qui sort est fétide, sanieux, mêlé avec du pus : si l'on introduit le doigt dans le rectum, et qu'on porte son extrémité sur la partie ulcérée, on la retire plus ou moins couverte de cette sanie. Remarquons en outre que les ulcérations intestinales sont presque toujours accompagnées de dévoiement, et même de fièvre lente, si elles existent déjà depuis long-temps ; tandis que dans le flux hémorrhoïdal la constipation est un des symptômes le plus ordinaire : la fièvre lente ne survient que lorsque l'hémorrhagie est extrême et de longue durée, ou bien quand il y a quelque ulcère de la muqueuse du rectum qui complique les hémorrhoïdes. J'ai parlé ailleurs des hémorrhagies dépendantes de la rupture des varices.

§. X.

Accidens des hémorrhoïdes : suppression du flux hémorrhoïdal.

UN des accidens les plus fâcheux qui surviennent aux personnes attaquées d'hémorrhoïdes, c'est la suppression du flux hémorrhoïdal, suppression qui donne ordinairement naissance à une infinité de désordres qu'il serait trop long d'énumérer, mais dont je rapporterai un petit nombre d'exemples remarquables.

Observons auparavant que les différens troubles qui sont la suite de la suppression du flux hémorrhoïdal, se manifestent surtout lorsque ce dernier est déjà soumis à l'empire de l'habitude, quand il dépend d'une pléthore constitutionnelle, ou qu'il forme la crise d'une autre maladie.

Qui ignore, dit Galien (1), que plusieurs personnes sont tombées dans la mélancolie ou la manie, lorsque le flux hémorrhoïdal a été supprimé par des médecins ignorans. Les unes, ajoute-t-il, sont atteintes de points de côté, les autres d'un vice des reins ; chez certaines il survient un vomis-

____

(1) *Comm. in text.*, 26 lib., *de Humor.*

sement de sang ou une hémoptysie, une paraplégie, ou bien une hydropisie qui les conduit au tombeau.

Celse nous dit aussi qu'il est dangereux de supprimer le flux hémorrhoïdal, quand il n'affaiblit pas les malades; qu'il faut au contraire le considérer comme un émonctoire salutaire, et non comme une malade : voilà pourquoi certaines personnes chez lesquelles les hémorrhoïdes ne fluent point, éprouvent subitement des accidens graves, parce que la matière, dit-il, se dirige vers la région précordiale ou les viscères. *Atque in quibusdam, inquit, parum tuto supprimitur qui sanguinis profluvio imbecilliores non fiunt; habent enim purgationem hanc non morbum. Ideoque curati quidam, quum sanguis exitum non haberet, inclinatâ in præcordia ac viscera materiâ, subitis et gravissimis morbis correpti sunt* (1). Hippocrate (Epid. lib. IV, n° 43, obs. 3.) rapporte l'observation d'Alcippe, qui, après avoir été guéri d'un flux hémorrhoïdal habituel, fut atteint d'une manie à laquelle une fièvre aiguë servit de crise.

Un homme d'environ cinquante ans, s'étant baigné dans l'eau froide, et en ayant bu, supprima un flux hémorrhoïdal, dont il était atteint depuis long-temps; bientôt après il fut attaqué de la goutte, d'hypocondrie et de convulsions. Hoffmann, con-

______

(1) *De Remed.*, lib. vi, cap. x, pag. 364,

sulté, rétablit l'hémorrhagie supprimée, et le malade fut soulagé ; mais, comme le sang coulait avec un peu trop d'abondance, le malade fit des instances pour qu'on l'arrêtât ; ce à quoi Hoffmann se refusa, pensant au contraire qu'il devait se féliciter du retour de ce flux.

Néanmoins cet homme n'était pas tranquille, et craignit que l'hémorrhagie ne lui procurât une grande faiblesse : en conséquence il mit de côté les sages conseils d'Hoffmann, et s'en alla trouver un autre médecin, qui lui ordonna des médicamens dans lesquels entraient les opiatiques et les martiaux. Après un usage fréquent de ces moyens les choses semblaient aller mieux, le flux sanguin n'existait plus le troisième jour, mais la nuit fut très-orageuse ; il survint des anxiétés précordiales très-violentes, de l'inquiétude, et des douleurs abdominales atroces (*atrocissimos dolores.*) A tous ces symptômes fâcheux se joignait un spasme de l'intestin rectum qui empêchait l'injection des lavemens. Les accidens étaient si graves que les antispasmodiques, les huileux, etc. ne produisirent aucun effet. Enfin le malade, s'étant livré à la colère, mourut dans le délire et les convulsions (1).

Un homme de soixante-dix ans était atteint de-

---

(1) Hoffmann, *de Viti. exturb. sanguin. aliisque evacua,* sect. 1, cap. IX, pag. 208.

puis quelques années d'un flux hémorrhoïdal qui revenait périodiquement tous les mois. Dans l'hiver cet écoulement sanguin s'arrêta subitement , ce qui n'alarma point le malade , puisqu'il voulut attendre le printemps pour le rétablir ; mais, s'étant mis un jour à regarder le mouvement d'une roue, il fut pris de vertiges et d'une paralysie du côté droit. Fabrice de Hilden , ayant reconnu la cause de cet accident , ouvrit les tumeurs hémorrhoïdales , et en peu de temps le malade fut guéri (1).

Stahl (2) parle d'un homme robuste , âgé de soixante ans , chez lequel un flux hémorrhoïdal se supprima pendant un hiver froid et humide. Bientôt il fut atteint de coliques , de mouvemens convulsifs de l'asthme et d'un gonflement de ventre , accompagnés de nausées et de perte d'appétit. Peu de temps après la fièvre lente se déclara , et le malade mourut.

Le même auteur fait mention d'un homme de quarante ans qui supprima un flux hémorrhoïdal , dont il était atteint depuis plusieurs années , au moyen des astringens et de l'usage immodéré de la noix muscade. Il n'en éprouva d'abord aucun inconvénient ; mais le printemps prochain il lui survint de la toux et des attaques d'asthme très-fatigantes.

(1) *De Valetud. tum. opp.* , pag. 645.
(2) *Colleg. casual. mag.* , cas. xiv , pag. 181 et seq.

Dès lors il alla consulter un médecin empirique,
qui lui fit prendre tour à tour des opiatiques, des
sels volatils, et des diaphorétiques ; dans peu le
malade devint hydropique et mourut trois ou quatre
ans après (1).

Lorsque le flux hémorrhoïdal se supprime brusquement, il est très-ordinaire de le voir remplacé
par d'autres hémorrhagies d'autant plus graves
qu'elles ont leur siége dans des organes plus importans à la vie. Ainsi on l'a vu suppléé par des
hémorrhagies cérébrales, des épistaxis, des hémoptysies, des ménorrhagies, des hématuries, etc.

Un homme de soixante ans, d'un tempérament
bilieux-sanguin, fut affecté, vers sa quarantième
année, d'un flux hémorrhoïdal très-abondant. Dans
la suite cet écoulement devint plus modéré, et reparut périodiquement tous les 24 du mois.

Un jour étant à travailler au Louvre, le malade
eut un violent accès de colère ; aussitôt après son
flux hémorrhoïdal, qu'il avait alors, se supprima.
La nuit se passa sans qu'il ressentît aucun mal ;
mais le lendemain matin il lui survint de l'oppression, de la gêne dans la respiration, de la toux
accompagnée d'un crachement de sang abondant.
Le jour suivant le malade entra à l'Hôtel-Dieu,
dans la salle Saint-Joseph ; les accidens persistaient

____

(1) *Confer. colleg. casual. mag.*, cas. XIV, pag. 184.

encore. Une saignée du bras fut pratiquée sans aucun succès.

Le deuxième jour de son entrée on lui appliqua douze sangsues à l'anus, qui tirèrent beaucoup de sang. Dès lors la respiration fut libre, l'hémoptysie cessa, la toux devint sèche et se dissipa successiment. Le malade sortit guéri au bout de huit jours.

Antoine Reich, âgé de cinquante-deux ans, d'un tempérament bilieux-sanguin, orfèvre, s'était toujours bien porté jusqu'à sa vingt-quatrième année. A cette époque il fut atteint d'une fièvre inflammatoire, qui fut guérie par la saignée et les boissons rafraîchissantes.

A trente-sept ans il lui survint des tumeurs hémorrhoïdales internes, qui se développèrent sans symptômes locaux ni généraux : le malade n'en soupçonna l'existence qu'au moment où il vit du sang sur les matières stercorales qu'il rendait. Cependant il était souvent constipé, les matières fécales étaient dures, arrondies, et n'étaient expulsées qu'à l'aide de grands efforts. Ceux-ci étaient fréquemment suivis d'un renversement de la membrane muqueuse du rectum. Depuis sa première apparition le flux hémorrhoïdal se manifestait souvent spontanément hors le temps d'aller à la selle; mais alors il était précédé de maux de tête, de gêne dans la respiration, de douleurs dans les membres et les lombes, et surtout de coliques.

Tous ces symptômes se manifestaient trois ou quatre heures avant l'apparition du flux sanguin, dont le malade prédisait l'arrivée. Les accidens du prélude se dissipaient quand l'hémorrhagie avait eu lieu; mais, si elle n'était pas assez forte, ils persistaient encore, quoiqu'avec moins d'intensité.

La marche de ce flux n'était régulière ni pour l'époque de son apparition, ni pour sa durée, ni pour la quantité de sang.

En 1804, c'est-à-dire, à l'âge de quarante-cinq ans, il survint spontanément et fut si abondant que le malade tomba plusieurs fois en syncope; cependant on parvint à l'arrêter au moyen de l'application de compresses trempées dans du vin chaud.

Au mois d'août 1810, l'écoulement hémorrhoïdal cessa tout-à-fait; mais des picotemens et des démangeaisons se faisaient sentir de temps en temps aux environs de l'anus, de manière que le malade était obligé d'y porter la main pour se gratter.

Bientôt après la cessation de l'hémorrhagie, il parut à l'anus un petit bouton hémorrhoïdal qui se tuméfiait de temps en temps; quelquefois il suintait de sa surface quelques gouttes de sang. Malgré que ce liquide fût moins abondant que dans les premiers temps de la maladie, la santé de Reich n'était pas altérée; ce ne fut que vers le 7 ou le 8 novembre qu'il lui survint une hémoptysie, avec toux, difficulté de respirer, chaleur dans le thorax et un goût de sang au fond de la gorge. Cette expectoration sanguine, qui dura quelque temps, était très-irrégulière ; tantôt elle paraissait tous les jours, d'autres fois beaucoup plus rarement : elle cessa enfin pendant un mois, et revint le 15 ou 16 janvier 1811, époque où le malade entra à l'Hôtel-Dieu, dans la salle Saint-Antoine.

Douze sangsues furent appliquées ; elles tirèrent beaucoup de sang, ce qui fit cesser tous les symptômes thorachiques.

Depuis lors le malade m'a dit que son flux hémorrhoïdal s'était rétabli.

Dans les *Ephémérides germaniques*, déc. 1, an. 1, obs. XXXIII, pag. 116, on fait mention d'un hypocondriaque, âgé de quarante-neuf ans, qui mourut d'une hémoptysie, suite de la suppression d'un flux hémorrhoïdal.

Un soldat, sujet aux hémorrhoïdes, urinait le sang tout pur toutes les fois que le flux hémorrhoïdal se supprimait. (*Ephém. germ.*, cent. 3 et 4, obs. 51, p. 113.)

Le sang éprouve quelquefois des déviations si singulières qu'on l'a vu passer, après la suppression du flux hémorrhoïdal, à travers les gencives, la caroncule lacrymale, l'ombilic, etc. Dans ces cas l'écoulement de sang est souvent précédé de symptômes précurseurs, tels que des chatouillemens, des picotemens plus ou moins douloureux, et d'un sentiment de pesanteur dans la partie qui en est le siége. Quelquefois même on a observé un mouvement fébrile qui cessait après l'apparition de l'hémorrhagie.

Klein (Act. nat. curi. vol. 10, obs. 71) parle d'un enfant, né de parens qui n'avaient pas été sujets aux hemorrhoïdes. A l'âge de quatre ans il lui survint subitement une hémorrhagie qui prenait sa source dans le rectum. Ce flux n'était pas continuel, mais il revenait périodiquement, et quelquefois lorsque le malade rendait des matières fécales endurcies. Cependant il arriva une époque où le sang pur sortait continuellement et goutte à goutte. Après avoir duré deux ans, cet écoulement fut arrêté au moyen des fumigations; dès lors l'ombilic se tuméfia, et devint le siége d'une effusion sanguine, qui d'abord était très-peu abondante, mais qui devint copieuse par la suite. On appliqua des styptiques sur l'ombilic sans pouvoir arrêter le sang. Cette maladie, abandonnée à elle-même, cessa avec le temps, et sans que le flux hémorrhoïdal reparût.

Je pourrais accumuler beaucoup plus de faits qui attestent tous les désavantages qui peuvent être la suite de la suppression du flux hémorrhoïdal actif et habituel, mais je pense que ceux que je viens de rapporter le prouvent suffisamment. Remarquons que ce n'est pas seulement dans le cas de suppression subite du flux hémorrhoïdal qu'il se développe des accidens; il en survient encore, 1°. lorsque cette hémorrhagie disparaît d'une manière successive, soit par les progrès de l'âge, soit par toute autre cause. 2°. Dans les circonstances où le molimen ou effort hémorrhagique est arrêté brusquement par l'action d'une cause quelconque, comme des astringens et des réfrigérans, par la peur, la crainte, la colère, la joie extrême, le chagrin profond, etc. 3°. Enfin il se manifeste souvent des symptômes plus ou moins graves lorsque le flux hémorrhoïdal régulier et périodique vient à se faire sans ordre, soit relativement à l'époque de ses retours, soit quant à sa durée et à sa quantité.

Le nommé Casaubon, âgé de quarante-neuf ans, marié et père de cinq enfans, fut atteint, vers sa trentième année, de tumeurs hémorrhoïdales externes, peu douloureuses, quoiqu'il y sentît de temps à autre de petits picotemens.

Vers l'âge de trente-cinq ans, les douleurs hémorrhoïdales devinrent très-vives, et ne se dissipèrent qu'au bout de quatre ou cinq jours. Un mois après avoir cessé, elles se firent sentir de nouveau et avec la même intensité. Dès lors elles furent presque constantes jusqu'à l'âge de quarante-six ans. A cette époque, quelqu'un lui conseilla de se faire, pendant les plus fortes douleurs, des applications glaciales sur l'anus, lui promettant que de cette manière il était sûr de ne plus souffrir : le malade le fit et se trouva en effet très-soulagé dans l'instant, et le lendemain les souffrances avaient cessé complétement ; mais le troisième jour il survint des coliques, des flatuosités intestinales, des nausées, et même des défaillances. Appelé dans ce moment, je fis appliquer des sangsues à l'anus, et après leur effet j'ordonnai un bain de vapeur qui opéra un dégorgement considérable. A mesure que le sang se répandait, le malade se trouvait de plus en plus soulagé ; le soir il était très-bien, seulement il éprouvait un peu de faiblesse. Je lui fis prendre en outre, pendant huit jours, une tisane de scrophulaire, à l'usage de laquelle je fis succéder le petit-lait durant quinze jours.

Ces moyens furent si favorables que les douleurs de l'anus ne se déclarèrent que quatre mois après ; et encore furent-elles très-supportables, ce qui a continué par la suite.

Obs. Dans les *Ephémérides germaniques*, cent. 7 et 8, obs. 55, p. 100, on parle d'un homme de quarante ans qui fut affecté de tumeurs hémorrhoïdales non fluentes : un chirurgien procura la guérison de cette maladie, de manière qu'au bout de trois semaines les tumeurs de l'anus avaient disparu, et les douleurs, qui auparavant étaient très-vives, devinrent supportables ; mais peu de temps

après il se manifesta une affection rhumastimale
dans les bras, les pieds et la nuque, affection d'autant plus forte que les douleurs du fondement
étaient plus faibles. Ce malade guérit au moyen de
la saignée du pied, des bains de vapeurs, des vésicatoires aux bras, des calmans, etc.

*Accidens résultant de l'irrégularité du flux hémor-
rhoïdal.*

M. Lapierre, âgé de cinquante-quatre ans, d'un
tempérament sanguin-bilieux, père de deux enfans,
avait toujours joui d'une bonne santé jusqu'à dix-
huit ans, époque où il fut atteint d'une fièvre intermittente tierce qui fut guérie le vingt-unième jour
par le quinquina, les tisanes amères émétisées et le
vin blanc.

A trente-deux ans, c'est-à-dire, au mois de février 1756, le malade fit un excès de boisson, après
lequel il lui survint un flux hémorrhoïdal peu abondant le premier jour, mais qui fut énorme le lendemain, diminua beaucoup le troisième jour, et
cessa le quatrième. Trois semaines après, cet écoulement parut abondamment, et dura vingt-quatre
heures. Au bout de deux mois il revint en très-
petite quantité, quoiqu'il eût été précédé de douleurs vives à l'anus.

Bientôt il se manifesta des vertiges, des tintemens dans les oreilles, de la rougeur à la face, des

palpitations de cœur, avec oppression thorachique. Un chirurgien pratiqua une saignée du bras, qui fit disparaître tous ces symptômes fâcheux ; depuis lors le flux hémorrhoïdal s'est régularisé, et le malade se porte bien.

Accidens qui ont été la suite de la disparition successive d'un flux hémorrhoïdal.

François Lecler, menuisier, âgé de trente-six ans, et d'un tempérament sanguin, n'avait été affecté d'aucune maladie jusqu'à l'âge de vingt-six ans ; à cette époque il devint sujet à un flux hémorrhoïdal périodique, mais variable pendant deux ans, quant à sa durée et à sa quantité. A trente-quatre ans ce flux devint moins abondant que de coutume ; dès lors la santé du malade parut chancelante ; il éprouva des coliques, des maux de tête, et des malaises dans tous ses membres. Ces symptômes étaient surtout très-marqués à l'époque des retours du flux sanguin.

A trente-cinq ans, cessation de l'écoulement, coliques et maux de tête plus forts, douleur sourde dans la région épigastrique augmentant par la pression et dans les inspirations profondes. Une saignée de pied pratiquée alors soulagea les maux de tête, mais elle n'eut aucune influence sur les accidens du bas-ventre. Depuis cette saignée le malade ne fit rien; malgré cela il recouvra sa santé, quoique le flux hémorrhoïdal ne reparût point.

Je me borne à citer cet exemple, où la cessation même successive d'un flux hémorrhoïdal a été suivie d'accidens plus ou moins fâcheux. Mais combien d'autres faits ne pourrais-je pas extraire des auteurs qui ont écrit sur les hémorrhoïdes, tels que Sthal, Alberti, Trnka, etc. !

On a vu survenir, après la cessation de ce flux, des fièvres de tous les ordres, des pulmonies, des angines, des péritonites, des rhumatismes goutteux, des érysipèles, des dartres, la galle, des furoncles, des attaques d'asthme, des pneumonies chroniques, des squirrhes, des cancers, et, selon quelques auteurs, des stéatomes, des atéromes, des sarcomes, etc. (Voyez le savant ouvrage de Trnka.)

Il faut convenir que, plus on étudie la marche des hémorrhoïdes actives et régulières, plus on est forcé de les considérer comme une évacuation avantageuse, surtout lorsqu'elles sont habituelles. Elles ont, comme l'ont remarqué nombre d'auteurs, la plus grande analogie avec le flux menstruel, analogie d'autant plus frappante que souvent ces deux évacuations se remplacent mutuellement, et que leur suppression, cessation ou irrégularité produisent également des désordres variés. Mais doit-on être surpris du grand nombre de maladies qui peuvent être l'effet de la répercussion ou de la cessation du flux hémorrhoïdal , lorsqu'on sait qu'une infinité d'affections aiguës ou chroniques résultent souvent de la suppression de toute autre évacuation habituelle ?

Hippocrate nous a dit depuis long-temps : *Qui hæmorrhoïdibus laborant , neque pleuritide , neque peripneumoniá , neque ulcere phagedenico , etc. corripiuntur. Intempestivè autem curati multi , hujusmodi morbis non longè posteà tentati sunt perniciosè sic habentes. Quemadmodum enim in aliis abscessibus , quales , verbi causa ; sunt fistulæ id observatur, ut aliorum morborum medela existant , ita quoque eodem modo, quo hos morbos sanant, etiam, si antea fluunt , eosdem prævertunt* (1).

Cependant , quoiqu'il soit constant que le flux hémorrhoïdal est utile dans beaucoup de circonstances et que sa suppression est dangereuse , je crois qu'il est des cas, à la vérité très-difficiles à déterminer , où ce même flux pourrait être arrêté impunément. L'observation suivante me conduit à penser de la sorte.

Binot, âgé de quarante-quatre ans, porteur d'eau, d'un tempérament éminemment sanguin et d'une forte constitution , n'avait jamais eu de maladie

---

(1) *Epid.* , lib. VI , sect. III , tex. XXVIII , pag. 51 , *De Humoribus* (Foes).

jusqu'à sa dix-huitième année. A cette époque il lui survint un flux hémorrhoïdal avec quatre ou cinq tumeurs hémorrhoïdales externes, tuméfiées et peu douloureuses. Depuis le moment de son apparition, le flux sanguin fut presque continuel, sans être excessif, l'espace de dix-huit mois; il paraissait tous les jours à quatre ou cinq reprises et durait chaque fois une ou deux heures. Les douleurs de l'anus se dissipaient avec lui, mais elles se faisaient sentir de nouveau toutes les fois qu'il voulait paraître. Pendant ce laps de temps le malade ne fit aucun traitement; il se contentait de laver la partie affectée avec de l'eau de cerfeuil. Cette affection lui étant devenue incommode et dégoûtante, il voulut s'en débarrasser : pour cela il consulta une sage-femme, qui lui donna pour avis de faire usage d'une pommade composée de beurre frais, d'une coquille d'huître, et d'un bouchon de liége neuf. Depuis l'application de ce remède sur les tumeurs de l'anus, c'est-à-dire, depuis près de vingt-cinq ans, le flux hémorrhoïdal a disparu sans que le malade ait éprouvé le moindre accident, les tumeurs hémorrhoïdales se sont flétries, et le molimen hémorrhagique ne s'est jamais plus fait sentir.

Ce malade était à l'Hôtel-Dieu dans le mois d'août 1811; il se trouvait affecté de douleurs rhumatismales musculaires, qui lui étaient survenues après s'être mouillé pendant qu'il était en sueur.

Cette dernière circonstance est d'autant plus importante à remarquer, que l'on pourrait prétendre que cette affection rhumatismale reconnaissait pour cause la suppression du flux hémorrhoïdal.

De même que ce flux se trouve souvent remplacé par d'autres affections ou par des hémorrhagies, celles-ci sont quelquefois suppléées par le flux hémorrhoïdal. On trouve dans la *Médecine clinique* de l'illustre professeur Pinel l'observation suivante :

« Une femme âgée de quarante-neuf ans, douée
» d'un tempérament lymphatique, et mère de
» cinq enfans, cessa à quarante-quatre ans d'avoir
» sa menstruation, sans accident remarquable ;
» mais cette évacuation périodique fut dès lors
» remplacée par un flux hémorrhoïdal, qui le plus
» ordinairement a eu lieu tous les mois, quelquefois
» même plus souvent. Trois ou quatre jours avant
» l'écoulement, pesanteur de tête, douleurs à la
» région lombaire, surtout au siége des hémor-
» rhoïdes. Ces symptômes furent si violens à une
» certaine époque qu'on jugea nécessaire l'appli-
» cation des sangsues, qui fut suivie d'un prompt
» soulagement. Depuis cette époque les douleurs
» ont été souvent violentes, mais plus toléra-
» bles. »

Comme les détails de cette observation sont très-étendus, je me dispense de la rapporter en entier ;

je dirai seulement que le flux hémorrhoïdal devint
très-abondant par la suite, et réduisit la malade à
une faiblesse extrême, dont elle ne fut guérie, ainsi
que de beaucoup d'autres accidens, qu'au moyen
du lait dans lequel on faisait infuser des feuilles de
sauge et des sommités d'hysope. Le lait fut ensuite
édulcoré avec un syrop aromatique et composé
avec une décoction d'orge. Mais, quoique le flux
hémorrhoïdal se fût modéré, quoiqu'il fût devenu
périodique, la malade n'en fut pas moins atteinte,
au bout d'un certain temps, d'une tumeur squirrheuse du pylore.

§. XI.

Flux hémorrhoïdal excessif.

Un autre accident non moins grave que la suppression du flux hémorrhoïdal actif et habituel,
c'est l'abondance extrême de cet écoulement, qui est
ordinairement suivie d'une foule de résultats très-
alarmans. On l'a vu produire des défaillances, des
syncopes, la pâleur de la face et des gencives, le
froid des extrémités et même de tout le corps,
des vomissemens spasmodiques, des convulsions,
la gêne de la respiration, la faiblesse, la petitesse
et la fréquence du pouls, un état cachectique, l'ascite, l'anasarque, et même la mort.

J'ai déjà rapporté l'observation d'un homme qui

succomba après avoir eu un flux hémorrhoïdal considérable.

Hoffmann (*Méd. rat.*) parle d'un capitaine français qui, pour avoir fait un usage immodéré d'un vin de France de nature astringente, appelé vin de Poutack, fut atteint d'une douleur du dos cruelle, qui se prolongeait jusqu'au dessous de l'ombilic, avec fièvre lente et pourprée, sueurs abondantes, et constipation si opiniâtre que les lavemens, loin de produire un bon effet, ne faisaient qu'augmenter les douleurs. Il fut saigné ; on lui fit prendre des boissons nitrées, des huileux, des émolliens et des purgatifs doux avec la manne et autres semblables ; il rendit enfin par le bas, en une selle, quelques mesures d'un sang fétide et caillé, et tomba dans une défaillance qui ne finit qu'avec la vie (*).

Cependant il est assez rare, ainsi que l'observe Cullen, que l'hémorrhagie soit assez forte pour produire la mort tout à coup ; mais elle jette les malades dans une faiblesse si grande, leurs fonctions sont si profondément altérées, que quelquefois ils font des vœux pour qu'une mort prompte vienne terminer leur état de langueur.

____

(*) Etait-ce véritablement un flux hémorrhoïdal, ou bien un mælena ? C'est ce que je ne puis décider d'après les détails consignés dans l'observation ; mais, comme Hoffman a considéré cette hémorrhagie comme un flux hémorrhoïdal, j'ai cru pouvoir en faire mention.

C'est donc à juste titre qu'Aétius disait que les hémorrhoïdes occasionnent quelquefois la difformité ; que dans certains cas elles rendent la vie misérable, et qu'enfin il est des circonstances où elles procurent la mort. Elles occasionnent la difformité, ajoute-t-il, parce que de leur trop grande évacuation résulte la décoloration de tout le corps ; elles rendent la vie misérable parce qu'elles jettent le corps dans la faiblesse ; enfin elles procurent la mort parce que, le foie étant débilité par le flux immodéré, il en résulte une hydropisie. (Lib. ib. xiv, cap. v.)

La dernière explication que nous donne ici Aétius ne me paraît pas très-bien fondée ; il semblerait d'après lui que le flux hémorrhoïdal ne peut procurer la mort sans qu'il ne survienne hydropisie, et que celle-ci résulte uniquement de la débilité du foie.

Remarquons que, lors même que le flux hémorrhoïdal excessif n'est pas funeste aux malades quand il se manifeste pour les premières fois, il doit néanmoins inspirer toujours quelques craintes par la raison qu'il a une grande tendance à récidiver. Cette propension à la récidive est d'autant plus marquée que les sujets sont plus affaiblis ou cachectiques, et que l'hémorrhagie a eu plus de reprises.

Dans les *Actes des Curieux de la Nature*, vol. 2,

obs. 78 , on fait mention d'un homme de quarante ans , sujet à des emportemens de colère , qui eut douze récidives d'un flux hémorrhoïdal énorme , en sorte que , dans l'espace de sept ans , il perdit cent mesures de sang. Ce malade finit cependant par guérir et vaquer à ses affaires sans éprouver d'accident.

Madame P***, d'un tempérament sanguin et d'une forte constitution, fut réglée sans trouble à l'âge de quatorze ans.

A vingt-quatre ans elle eut une couche très-laborieuse, qui fut suivie du développement de tumeurs hémorrhoïdales internes non fluentes.

A vingt-cinq ans elle eut un autre accouchement qui fut terminé par le forceps, et le placenta extrait par morceaux. Bientôt après les tumeurs hémorrhoïdales devinrent plus douloureuses que l'année précédente , surtout pendant l'excrétion des matières fécales , qui ordinairement étaient très-endurcies.

L'année suivante elle fit un voyage de long cours dans une calèche bien suspendue , et dont les mouvemens étaient très-doux ; malgré cela les douleurs hémorrhoïdales se réveillèrent avec force , et permettaient à peine à la malade de rester assise. Ces douleurs continuèrent pendant deux jours, après lesquels il survint un flux hémorrhoïdal si considérable, que la malade comptait avoir perdu quatre livres de sang, quantité qu'elle rendit plusieurs fois pendant deux ou trois jours. Ce flux était accompagné de lypothimies et même de syncopes. Huit jours après avoir cessé, l'hémorrhagie se déclara de nouveau, et fut plus abondante que les premières ; elle aurait sans doute fait périr la malade, si l'on n'était parvenu à l'arrêter au moyen de la glace pilée.

Dès lors le sang n'a plus reparu, et madame P*** s'est bien portée, quoiqu'elle éprouve de temps en temps des démangeaisons et des picotemens dans le rectum.

On trouve dans le Journal de Médecine (1) une lettre de M. Robin, médecin de Montpellier, à M. Cochu, médecin de Paris, dans laquelle il donne l'observation d'un prêtre qui était affecté depuis long-temps d'un flux hémorrhoïdal d'abord peu abondant, mais qui par la suite devint considérable.

Ce prêtre, dit M. Robin, avait été sujet dans son enfance à un saignement de nez qui s'était enfin apaisé moyennant l'usage du tabac ; mais la nature, qu'on ne détourne pas en vain du chemin qu'elle prend pour se conserver, prit la voix des vaisseaux

---

(1) *Journal de Médecine et de Chirurgie de Paris*, t. xxxii, p. 44: Janvier 1770.

hémorrhoïdaux pour compenser l'évacuation qu'elle s'était faite par le nez. Ce flux hémorrhoïdal était assez singulier, et n'avait causé au jeune homme aucune altération sensible dans sa santé, jusqu'à l'époque d'une petite vérole dont l'éruption se fit il y a sept à huit ans, le jour même et au moment qu'il reçut l'ordre de prêtrise, dans une saison encore froide et humide. Il paraît, et il est très-probable que cette éruption ne se fit pas d'une manière aussi louable qu'elle eût dû et pu se faire, si le jeune malade eût pris de sages précautions. Il eut lieu de se repentir quelque temps après de les avoir négligées, car ses hémorrhoïdes, qui fluaient régulièrement et d'une abondance raisonnable, devinrent très-irrégulières, et le flux fut excessif. Au moins c'est à cette époque que je crus devoir rapporter ce dérangement considérable.

Les choses allèrent de ce train-là pendant plusieurs mois, jusqu'à ce qu'enfin la faiblesse, la lassitude, la bouffissure du visage, sa couleur pâle, l'œdème des jambes et l'étouffement le firent avoir recours à la médecine. Je le traitai et le tins assez long-temps à l'usage de bien des remèdes, surtout des martiaux. La respiration devint aisée; il montait à sa chambre sans difficulté; le visage reprit son coloris ainsi que les lèvres, les yeux leur vivacité; le flux se modéra sans s'arrêter en entier; il redevint périodique : enfin la santé se rétablit, au point qu'il vaquait aisément à toutes ses affaires.

Les choses ont resté à peu près dans cet état jusqu'à son séjour fixé à Darci, où il fut nommé curé, il y a plus de deux ans. Soit l'air de ce pays, qui n'est cependant éloigné de Toussi que d'une petite lieue, et situé sur la même rivière; soit le travail et les soins attachés nécessairement à l'état de curé d'une paroisse, soit l'ennui de se voir séparé d'un frère qu'il chérissait, ou que les restes du virus variolique mal éteints et cachés, pour ainsi dire, sous la cendre, vinssent à être remués par les causes ci-dessus, le flux hémorrhoïdal commença de nouveau à se déranger, à devenir un peu plus abondant; enfin il devint excessif par une imprudence que fit le malade au mois de janvier 1768. Il fit, comme vous savez, un froid violent pendant les six premiers jours de ce mois, et la terre était couverte de plus de dix–huit pouces de neige. Il partit de Darci dans cette circonstance, et se rendit à Toussi avec beaucoup de peine et de fatigues, à travers un chemin que personne n'avait jusque-là osé tenir. Depuis ce temps tout a été de mal en pis; enfin il est mort le 25 février dernier.

A l'ouverture du cadavre on trouva les cavités du cœur dilatées, des adhérences de la plèvre costale aux poumons, la veine-cave extrêmement gonflée, ayant la grosseur d'un intestin, contenant un sang aqueux, et comme une eau rougie par la lavure d'une chair fraîche ; les vaisseaux hémorrhoïdaux, ainsi que la veine-porte, n'offraient rien de remarquable ; les gros intestins étaient remplis de matières fécales endurcies.

Galien nous assure aussi qu'il a vu souvent des hydropisies survenir après un flux hémorrhoïdal supprimé ou excessif. *Ex diuturnis (inquit) hæmorrhoïdibus vel suppressis, vel immodicâ profusione hominem ad extremam frigiditatem ducentibus non semel aut bis, sed sæpe jam aquam inter cutem collectam vidi (Opera omn.).*

Il résulte donc de ces faits que le flux hémorrhoïdal très-abondant peut être suivi d'une multitude d'accidens graves ; mais il est bon d'observer que les symptômes qui se manifestent dans ce cas sont toujours le résultat de l'affaiblissement des forces vitales, tandis que dans le cas où le flux hémorrhoïdal est supprimé, et que de cette suppression il résulte immédiatement des symptômes fâcheux, ceux-ci dépendent constamment de l'augmentation des propriétés vitales dans les parties affectées : d'où il suit naturellement que le traitement doit être essentiellement différent dans ces deux circonstances.

Il est quelquefois très-difficile de déterminer, d'après la quantité de sang rendue, si le flux hémorrhoïdal est ou n'est pas trop abondant ; car on

a vu des personnes être en proie à des convulsions,
à des lypothimies et à des syncopes, pour avoir
rendu une très-petite quantité de sang ; tandis que
d'autres se sont trouvées très-soulagées après des
hémorrhagies énormes. En général, pour pouvoir
juger si le flux hémorrhoïdal est excessif, il faut
non seulement avoir égard à l'état des forces des
malades et à leur constitution, mais encore on doit
comparer la quantité de sang qu'ils versent pendant
qu'on les observe, avec celle qu'ils rendaient autrefois ; on doit voir si la durée de l'écoulement
est la même que dans les attaques précédentes, et
si les intervalles des retours sont égaux ; mais c'est
particulièrement d'après l'examen attentif des
symptômes qui se présentent pendant ou après l'hémorrhagie, qu'on peut juger si l'effusion sanguine
est ou n'est pas trop copieuse. Ainsi, lorsque le
flux hémorrhoïdal est très-abondant, et qu'il n'est
suivi d'aucun accident nerveux ou autre, on ne
saurait le considérer comme excessif ; car il est
très-possible que la nature ait besoin d'une grande
évacuation pour jouir librement et avec aisance de
toutes ses facultés ; mais, si au contraire elle se
trouve plus troublée dans ses fonctions pendant ou
après l'hémorrhagie, il est certain qu'une pareille
évacuation ne saurait être avantageuse ; elle doit
être regardée alors comme excessive.

Lorsque le flux hémorrhoïdal actif et spontané

doit être trop abondant, il est ordinairement précédé ou accompagné de douleurs gravatives, et
d'un sentiment de pression au dos et aux lombes ;
quelquefois il survient une stupeur des cuisses, et
une sensation de resserrement des extrémités : souvent les malades éprouvent dans les mêmes parties
de légers frissons, ou des horripilations ; la peau
se décolore ; la bouche et la gorge se dessèchent ;
le pouls devient dur et serré ; l'urine est peu abondante, et souvent d'une couleur pâle ; le podex
est le siége d'un sentiment de poids, qui s'étend
depuis le rectum jusqu'au périnée. D'ailleurs l'estomac s'affaiblit, on éprouve des flatulences dans
l'hypogastre, des désirs fréquens d'uriner et d'aller
à la garde-robe, de la constipation ; les matières
fécales sont très-dures, et sont privées de bile et
de mucosité (1).

Cette dernière circonstance est extrêmement fâcheuse, parce que les malades sont obligés de faire
de violens efforts pour opérer l'excrétion des matières, et que d'ailleurs celles-ci, s'accrochant, pour
ainsi dire, aux replis de la membrane muqueuse
intestinale, ne peuvent sortir qu'avec beaucoup de
peine, et souvent en occasionnant un renversement de cette membrane, ou la chute du rectum.

---

(1) Hoffmann, *Med. rat.*, tom. iv, sect. i, cap. iv; *de
Hæmorrh. flux. nim.*, pag. 88.

§. XII.

Accidens relatifs aux tumeurs hémorrhoïdales.

CE n'est pas seulement lorsque le flux hémorrhoïdal se supprime, ou quand il devient excessif,
qu'il se manifeste des symptômes plus ou moins
fâcheux ; il en survient encore lorsque les tumeurs
hémorrhoïdales ne répandent jamais de sang , et
surtout quand elles sont fréquemment le siége d'une
congestion sanguine. Ordinairement les douleurs
qu'on éprouve à l'anus, ou dans le rectum , sont
très-supportables ; de sorte que les malades n'y font
pas beaucoup d'attention, et vaquent à leurs affaires
comme si rien n'était. Mais il est des circonstances
où les souffrances sont extrêmement vives ; les tumeurs hémorrhoïdales se tuméfient, paraissent tendues et rénitentes ; le sang y afflue en si grande
abondance, qu'elles prennent en peu de temps une
couleur violette , et même noirâtre. Souvent les
malades ne peuvent jouir d'un instant de repos,
soit dans la nuit, soit durant le jour ; ils s'agitent
et se tourmentent sans cesse ; s'ils s'asseyent, ils se
lèvent un moment après, pour s'asseoir de nouveau
l'instant qui suit ; s'ils marchent, ils sont bientôt
forcés de s'arrêter, parce que le moindre frottement des fesses, ou de la chemise sur les tumeurs
hémorrhoïdales, devient un supplice cruel. Mais

c'est principalement lorsque la tuméfaction des tubercules hémorrhoïdaux est portée jusqu'au point
d'oblitérer l'anus, ou l'intérieur du rectum, et
d'empêcher presque entièrement l'issue des matières fécales, que les douleurs sont on ne peut
plus violentes. Dans ce cas la digestion s'altère plus
ou moins, la bouche devient pâteuse, amère,
sèche ; l'appétit se perd, l'estomac fait mal ses
fonctions, la constipation devient de plus en plus
opiniâtre, les malades redoutent le moment d'aller
à la garde-robe ; et, quand ils y vont, ils rendent
des excrémens arrondis, ou aplatis comme des frag-
mens de ver solitaire. C'est alors que se forment
des abcès, soit dans le parenchyme des tumeurs
hémorrhoïdales (*), soit dans le tissu cellulaire qui
avoisine ou entoure l'intestin rectum : d'où résulte,
si l'on n'y remédie à temps, le décollement de cet
intestin, à cause de la suppuration, qui est d'autant

______

(*) J. L. Petit ne pensait pas que les tumeurs hémorrhoïdales devinssent jamais le siége d'un abcès ; il croyait que le
pus se formait constamment aux environs, et non dans le
parenchyme des tumeurs. Mais voici un fait qui prouve évidemment que l'opinion de ce chirurgien célèbre était mal
fondée. Chez un sujet que j'ai ouvert il y a environ six mois,
j'ai trouvé deux tumeurs hémorrhoïdales totalement suppu-
rées ; dans l'une le pus se trouvait renfermé dans un kiste
de la grosseur d'une noisette ; dans l'autre il était infiltré,
mais on le distinguait parfaitement.

plus copieuse, que l'inflammation a son siége dans un endroit où le tissu cellulaire est extrêmement abondant.

Lorsque l'inflammation est très forte, on a vu les mêmes parties tomber en gangrène, et les malades en proie à une foule de symptômes fâcheux. Une expérience répétée a prouvé de plus qu'une grande partie des chutes du rectum, des squirrhes du même intestin, et des fistules stercorales, ne reconnaissent d'autre cause que les hémorrhoïdes.

Observation d'hémorrhoïdes très-douloureuses.

Madame L***, âgée de trente-six ans, d'un tempérament sanguin, et d'une bonne constitution, fut réglée à ouze ans sans éprouver d'accident.

A douze ans les menstrues cessèrent, pour ne reparaître qu'à quatorze : depuis lors elles se manifestèrent périodiquement, et sans aucune irrégularité, jusqu'à l'âge de trente-cinq ans. A cette époque Madame fit un voyage en Hollande, pendant lequel elle éprouva beaucoup de chagrins à cause de son mari qui était grièvement blessé. Après avoir séjourné quelque temps en Hollande, elle se retira en France avec son époux : durant le voyage elle n'éprouva aucune altération dans la santé, quoiqu'elle eût été très-fatiguée. Arrivée à Paris, l'écoulement menstruel se manifesta, mais moins abondamment que de coutume : dès lors elle ressentit quelques malaises, qui ne tardèrent pas à être suivis du développement d'une tumeur hémor-rhoïdale, dont le pédicule s'implantait sur le sphinc-ter externe de l'anus. Les douleurs de cette tumeur ne furent pas très-fortes d'abord ; mais, au bout de quelques jours, elles devinrent extrêmement vives, et se soutenaient encore un mois après : à cette époque le flux menstruel reparut, mais tou-jours moins abondant qu'à l'ordinaire. Une fois que les règles eurent disparu, les douleurs du fonde-ment furent atroces, au point que la malade ne pouvait rester en repos, et surtout assise ; sa figure était rouge et tuméfiée, ses yeux animés et sensi-bles, son pouls dur et fréquent.

Ce fut alors qu'elle me fit prier de passer chez elle : après m'être informé de la cause de la maladie, j'examinai la tumeur, que je trouvai d'un rouge violet, et si douloureuse, qu'en la touchant avec l'extrémité de l'index je faisais jeter de hauts cris à la malade. L'irritation ne se bornait pas uniquement à la tumeur, car toute la circonférence de l'anus était douloureuse et enflammée. Je fis appliquer douze sangsues à l'anus, qui procurèrent un dégor-gement considérable, avec un soulagement mar-qué. J'ordonnai ensuite le petit-lait, et une tisane de racine de scrophulaire. Malgré l'usage de ces moyens, les douleurs persistaient encore le lende-main, mais avec moins de violence que la veille :

elles étaient néanmoins assez fortes pour empêcher la malade de s'asseoir sur une chaise ; elle était obligée de se tenir sur le bord de celle-ci , de manière que la tumeur ne fût pas comprimée. Le troisième jour les accidens diminuèrent sensiblement , et cessèrent tout-à-fait le onzième ou douzième jour. Observons qu'outre l'usage du petit – lait et de la tisane de scrophulaire , j'avais aussi prescrit un régime sévère ; j'insistai principalement sur l'abstinence du café , dont Madame faisait un grand usage , et qui augmentait constamment les souffrances.

Observation d'un gonflement énorme des tumeurs hémorrhoïdales.

Nulle part on ne trouve un exemple plus remarquable d'un gonflement énorme des tumeurs hémorrhoïdales , que dans le *Journal de Médecine de Paris* (tom. 1 , pag. 48.)

« La veuve de M. Navarret , banquier à Paris,
» après avoir long-temps pleuré la mort de son
» mari , se vit cruellement tourmentée des hémor-
» rhoïdes ; elle me fit appeler pour lui donner des
» secours. Je pratiquai tous les remèdes qui se
» mettent en usage en pareilles occasions ; elle
» garda le repos , et observa un régime fort exact :
» mais tout fut inutile , la douleur et l'inflamma-
» tion augmentèrent , et le sang mélancolique se

» trouva à la fin en si grande quantité dans les veines
» hémorrhoïdales, que la tumeur parut grosse comme
» le poing. La malade, lassée de souffrir, et ayant
» ouï dire que le nommé Plumet, compagnon chi-
» rurgien, se vantait d'avoir un remède infaillible
» contre cette maladie, le pria de la tirer de peine,
» avec promesse de le récompenser à son gré. Le
» prétendu remède secret fut appliqué; et, incon-
» tinent après, elle ressentit des douleurs incom-
» préhensibles : elle s'opiniâtra néanmoins à les
» souffrir, parce que cet homme l'avait assurée
» que son onguent la guérirait en six heures de
» temps : mais l'événement se trouva fort contraire
» à cette promesse ; car, lorsqu'il leva son appa-
» reil, on vit que la tumeur s'était augmentée de la
» troisième partie, et qu'elle était enflammée, au
» point que, dans l'espace d'une nuit, la gangrène
» en mortifia un espace de la grandeur d'un *double*.
» La malade, se voyant dans ce déplorable état,
» me fit appeler de nouveau ; ses instantes prières
» ne m'engagèrent pas moins que mon devoir à
» m'attacher à sa guérison avec un extrême soin.....
» Je vous puis assurer que, par la seule application
» d'un onguent que je préparai sans feu avec une
» once d'huile d'œuf, demi-once de baume de sou-
» fre, et pareille quantité d'huile des philosophes,
» on vit dès le premier jour l'inflammation presque
» toute passée, la tumeur abaissée, et la gangrène

» arrêtée ; et que, dans les jours suivans, le mal
» diminua si considérablement, que la malade en
» fut tout - à - fait délivrée en une semaine de
» temps, etc. » (Blegny, journal cité.)

*Observation d'une fistule à l'anus qui paraît avoir
été occasionnée par les hémorrhoïdes.*

Louise-Françoise Geneviève, âgée de cinquante-
cinq ans, issue de parens hémorrhoïdaires, d'un
tempérament sanguin, eut la petite - vérole vers
l'âge de six ou sept ans. A quatorze, première éruption menstruelle, sans autre incommodité que des
coliques. Elle ne fut atteinte d'aucune autre maladie jusqu'à l'âge de vingt-deux ans, époque où il lui
survint un flux hémorrhoïdal, précédé de quelques
démangeaisons et de picotemens dans le rectum.
Pendant vingt années ce flux parut régulièrement
à des époques déterminées, toujours précédé des
mêmes symptômes, et sans aucun dérangement de
l'écoulement menstruel.

A quarante-deux ans, des douleurs hémorrhoïdales violentes se firent sentir ; elles avaient leur
siége dans le rectum, et empêchaient la malade de
rester assise, ni dans aucune position constante. Il
survint aussi un bourrelet hémorrhoïdal très-gros,
dans lequel la malade sentit d'abord des douleurs
aiguës, cuisantes ; et, vers le cinquième jour, des
douleurs lancinantes et pulsatives.

Le sixième jour toute l'extrémité inférieure du rectum s'enflamma, ainsi que la peau de la marge de l'anus.

Le huitième jour il sortit par l'anus une énorme quantité de pus ; la peau qui environne cette ouverture devint flasque.

Le onzième il y eut formation d'une fistule stercorale, par où passe du pus.

Le seizième il sortit des matières fécales par l'ouverture fistuleuse.

Un an après la malade se rendit à l'hôpital Saint-Côme, où le professeur Dubois lui fit l'opération de la fistule, dont elle fut guérie au bout de vingt jours.

Depuis cette époque le flux hémorrhoïdal a cessé complètement ; mais les menstrues ont paru régulièrement jusqu'à l'âge de quarante-quatre ans. Elles cessèrent alors sans que la santé de cette femme en fût dérangée. Ce n'est qu'à cinquante-cinq ans qu'elle fut atteinte d'un rhumatisme névralgique du bras droit, pour lequel elle vint à l'Hôtel-Dieu. Elle éprouvait aussi quelques symptômes d'apoplexie, tels que des pesanteurs de tête, de la difficulté à s'exprimer, un engourdissement dans le bras et la joue du côté gauche ; elle pleurait souvent sans motif, et avait constamment la bouche légèrement tournée à droite. Cette personne resta à peu près dans le même état pendant deux mois que je la vis ; les sangsues , les calmans , etc. , ne produisirent presque aucun changement : depuis lors je l'ai perdue de vue ; je ne sais si elle a été guérie.

Observation d'une chute du rectum occasionnée par les hémorrhoïdes.

Ledran (*Observ. de Chirurg.* , tom. 11 , pag. 228) rapporte le fait suivant, qu'il avait trouvé parmi le Recueil d'observations de son père : « M. Semelier,
» doyen des notaires, âgé de plus de soixante ans ,
» était tourmenté d'hémorrhoïdes internes ; depuis
» très-long-temps elles entraînaient le fondement
» au dehors ; il sortoit un corps en forme d'ex-
» croissance de chair spongieuse, plus gros que le
» poing , et suspendu par les vaisseaux qui le nour-
» rissaient , à peu près comme une grappe de rai-
» sin , et suspendue par la queue. Le malade perdit
» beaucoup de sang et de sérosité , qui le rendaient
» si faible qu'il ne pouvait plus marcher. Il avait beau-
» coup de peine à faire rentrer cette grappe après
» chaque selle ; et , quand elle était rentrée , il ne
» souffrait plus (*). »

(*) Comme je n'ai cité cette observation que pour faire voir que les chutes du rectum , ou les renversemens de la membrane muqueuse , pouvaient dépendre des hémorrhoïdes, je me dispense de parler ici du procédé opératoire qu'on mit

§. XIII.

Complication des hémorrhoïdes avec d'autres maladies.

Les hémorrhoïdes, comme toutes les autres maladies, peuvent exister dans l'état de simplicité, c'est-à-dire, indépendamment des diverses affections auxquelles notre corps est sujet. Elles peuvent aussi être compliquées avec des altérations de sécrétion, des inflammations, des fièvres, des névroses, des cachexies, etc. ; mais c'est principalement avec les maladies chroniques, comme la goutte, les engorgemens du foie et de la rate, le squirrhe, et même le cancer du rectum, les calculs de la vessie urinaire, l'hystérie, l'hypocondrie, la mélancolie, les rhumatismes anciens, les fistules stercorales, qu'elles se compliquent le plus souvent. Dans ces complications, les hémorrhoïdes forment fréquemment la maladie principale, et demandent par conséquent de fixer l'attention du médecin d'une manière particulière. Dans d'autres circonstances elles ne constituent qu'une affection accessoire, qui tantôt est d'une utilité marquée, et qui d'autres fois existe d'une manière désavantageuse, funeste ou indifférente.

---

en usage pour obtenir la guérison de cette maladie. J'en ferai mention à l'article du traitement.

Pour rendre plus intelligible cet énoncé, je dirai
que les hémorrhoïdes ont avec les autres maladies
trois modes de coïncidence bien distincts ; 1° elles
coïncident comme cause lorsqu'elles donnent naissance à d'autres affections ; 2° elles coïncident comme
effet lorsque ces dernières les font développer ;
3° enfin elles ne constituent qu'une simple coïncidence, quand elles ne sont ni cause, ni effet des
autres maladies coexistantes.

Ces trois points de vue pratiques sont d'autant
plus importans à considérer que c'est souvent d'après
eux qu'on détermine le mode de traitement nécessaire à la guérison des maladies compliquées. Il est
même impossible dans beaucoup de cas, si l'on
néglige l'examen de ces trois circonstances, de bien
saisir l'indication qu'on a à remplir. Le hasard
pourrait bien favoriser le médecin qui n'y aurait
aucun égard ; mais il faut convenir aussi qu'il serait très-exposé à commettre des erreurs dangereuses. Qu'il me suffise de citer ici un fait qui
prouve combien la négligence dans la recherche
des causes des maladies peut avoir des résultats
fâcheux.

Phthisie. Suite de la suppression des hémorrhoïdes.

Mademoiselle G***, âgée de trente-neuf ans,
d'une constitution délicate, d'un tempérament ner-

veux, et née d'un père apoplectique, eut la petite vérole à onze ans.

Vers sa quatorzième année l'éruption menstruelle se fit pour la première fois, sans autre accident que quelques maux de tête.

A l'âge de trente-sept ans il lui survint un flux hémorrhoïdal peu abondant, qui n'amena aucun dérangement dans la menstruation. Pendant dix-huit mois ce flux hémorrhoïdal fut irrégulier, soit pour l'époque de ses retours, soit relativement à la quantité ; mais après cet espace de temps, il devint périodique et paraissait constamment tous les mois quelques jours après les règles.

Au mois de janvier 1808, c'est-à-dire, vers l'âge de trente-neuf ans, la malade sortit les bras à découvert et par un temps assez froid ; le même jour le flux hémorrhoïdal se supprima, ce dont elle se félicitait, parce qu'elle se trouvait dégagée, disait-elle, d'une incommodité dégoûtante ; mais quatre ou cinq jours après il lui survint une petite toux sèche, sans expectoration. Alors elle alla consulter son médecin, qui ne s'informa de rien, et se contenta de lui donner une tisane pectorale : bientôt la toux fut plus fréquente et la respiration un peu difficile. Le médecin, consulté de nouveau, prétend que cela ne sera rien ; il engage la malade à continuer l'usage de la boisson prescrite. Au bout de trois mois, toux plus fréquente encore, expectoration muqueuse et pénible, la respiration est plus embarrassée, la malade sent une grande chaleur dans la poitrine. On ordonne une saignée du bras, qui ne produit aucun soulagement.

Vers le sixième mois de la maladie tous les accidens augmentent; il survient tous les soirs et après les repas un peu de fièvre, avec chaleur aux paumes des mains et aux plantes des pieds, des sueurs partielles du thorax et de la face, peu de sommeil.

Vers le neuvième mois, maigreur extrême, avec expectoration puriforme, même état d'ailleurs. On fit appliquer au bras un vésicatoire qui suppura beaucoup sans procurer du bien-être; au contraire il augmentait la faiblesse de la malade. (Tisane pecto. émulsion).

C'est à cette époque de la maladie que mademoiselle G *** me fit prier de passer chez elle; je la trouvai dans un état d'amaigrissement extrême, toussant à chaque instant, et ayant un dévoiement colliquatif. Je percutai la poitrine dans plusieurs points où elle ne fit entendre qu'un son très-mat. Comme sa fortune ne lui permettait pas de se faire soigner chez elle, je la déterminai, quoiqu'avec beaucoup de peine, à s'en aller à l'Hôtel-Dieu où elle mourut trois jours après son entrée (*). A l'ou-

---

(*) Je regrette de n'avoir pas constaté l'époque de la cessation des règles.

verture du cadavre, je trouvai les poumons désorganisés, ressemblans dans certains endroits à de la lie de vin, se déchirant facilement, et ayant chacun un foyer purulent dans lequel je pouvais placer toute la main : les bronches étaient phloglosées et couvertes d'une matière blanchâtre ; les deux plèvres costales adhéraient aux poumons dans presque tous les points, mais surtout à gauche ; le volume du cœur paraissait diminué. Rien de remarquable d'ailleurs.

Chez la malade dont je viens de tracer l'observation, les accidens de la poitrine me paraissent avoir dépendu de la suppression du flux hémorrhoïdal. Je fonde mon opinion sur ce que cette personne avait constamment joui d'une bonne santé jusqu'au moment où cet écoulement sanguin fut supprimé. C'est à cette époque que se manifesta la petite toux sèche, qui ne fut aucunement apaisée par la tisane pectorale qu'on avait ordonnée ; et qui l'aurait probablement été par l'application des sangsues à l'anus. Sans chercher ici à faire la critique du médecin qui traita cette malade, je crois pouvoir observer que la saignée du bras, qui fut pratiquée trois mois après le développement des premiers accidens, était un peu trop tardive, parce que le mal avait déjà jeté de profondes racines, et que d'ailleurs il est reconnu que la phlébotomie n'est en général utile que dans le commencement des inflammations.

Au reste, en supposant que la saignée eût pu être
de quelque utilité à l'époque où on la fit, je pense
qu'il aurait été bien plus rationnel de la pratiquer
aux environs de l'anus par les sangsues, ou bien au
pied par la lancette, parce que l'expérience a
prouvé que dans la suppression du flux hémorrhoïdal, ces dernières saignées sont plus salutaires que
celles du bras.

Voici une autre observation d'hémorrhoïdes qui
ont été la cause de plusieurs accidens.

Jean-Baptiste Seghie, âgé de vingt-huit ans,
charpentier, tempérament bilieux, ayant les formes
athlétiques et une stature très-élevée, sujet aux
épistaxis, éprouva à l'âge de vingt-trois ans, plusieurs jours de suite, et particulièrement après les
repas, des battemens profonds à la région épigastrique, qui lui soulevaient, dit-il, l'estomac, et
faisaient ressentir des mouvemens brusques en ap-
puyant la main sur l'abdomen.

Environ un mois après les mêmes symptômes
reparurent, et se manifestaient ensuite à peu près
chaque mois. Bientôt douleurs des reins et ténesme.
On le fit purger, ce qui ne fit qu'irriter les accidens. Ne sachant à qui s'adresser, le malade se fit
pratiquer une saignée de pied, qui opéra le soulagement le plus manifeste.

A vingt-quatre ans, et sous l'influence printa-
nière, les accidens se manifestent de nouveau,

ténesme plus douloureux, accompagné de difficultés d'uriner. Ces symptômes durèrent huit jours, et se représentèrent tous les mois pendant l'été : l'hiver fut moins pénible.

A vingt-cinq ans, en mai, les douleurs plus violentes, les battemens de la région épigastrique plus fréquens, s'étendaient du haut en bas de l'abdomen ; les épreintes étaient plus cuisantes, rétention d'urine suivie d'incontinence, douleurs des reins se propageant jusqu'aux genoux.

Une saignée du bras soulage et fait cesser l'incontinence d'urine ; l'hiver et l'été se passent dans des alternatives de douleur et de calme.

A vingt-six ans, mêmes accidens qu'auparavant, céphalalgie, vomissemens très-légers, battemens à la région épigastrique, douleurs vives à la verge et à son extrémité, sensation de froid aux genoux. L'officier de santé fait prendre le petit-lait, administre un purgatif, refuse la saignée. Le purgatif occasionne des coliques, sans évacuations, pesanteur de tête, hémorrhagie nasale ; léger soulagement. Il faut observer que le saignement de nez avait disparu depuis le commencement de sa maladie.

L'écoulement involontaire de l'urine est continuel, se fait goutte à goutte et se manifeste trois fois dans le courant de l'été : l'automne et l'hiver furent comme de coutume moins fâcheux.

Le malade ne fut pas plus heureux à sa vingt-septième année; il serait aussi fastidieux qu'inutile de rapporter tous les moyens empiriques qu'il accueillait avec avidité, et qui ne firent qu'accroître la maladie. Tout l'été fut un tourment, et l'hiver n'amena point d'amélioration.

Appelé en décembre, voici l'état qu'offrit le malade : Souffrances générales, couleur de la peau d'un jaune sale, face un peu gonflée, comme turgescente, avec dilatation des veines; sueur instantanée, précédée de frissons vagues et d'horripilations. Le tronc courbé en avant ne pouvait se redresser sans augmenter les douleurs vives du rectum, du périnée et de la racine de la verge, et celles qui des reins se continuaient jusqu'aux genoux. Les douleurs du rectum étaient gravatives, piquantes et accompagnées de chaleur dans la partie.

L'urine coulait goutte à goutte, la vessie faisait saillie à l'hypogastre; en comprimant cet organe on faisait couler l'urine par jets. Le périnée était gonflé, tendu, sans rougeur, mais très-douloureux à la pression : il me sembla que la glande prostate était engorgée; l'anus était fortement contracté; le doigt, introduit dans le rectum, fit reconnaître un gonflement considérable, élastique, avec chaleur forte de la membrane muqueuse. A la partie la plus voisine de la marge de l'anus se trouvaient plu-

sieurs tubercules hémorrhoïdaux du volume d'une
fève ; en dirigeant le doigt en avant, on trouvait
un engorgement remarquable du périnée.

D'ailleurs il existait une constipation opiniâtre ,
les efforts pour aller à la garderobe étaient très-
douloureux ; les matières que le malade rendait
étaient dures et noirâtres , et jamais sanguinolen-
tes ; le pouls était dur et concentré.

Traitement : douze sangsues à l'anus , large ca-
taplasme émollient, renouvelé trois fois par jour ;
trois lavemens de lait pendant la nuit ; tisane de
graine de lin et diète.

Les sangsues fournirent du sang en abondance ;
le lendemain le malade urina par jet et à volonté.

On fit réappliquer les sangsues quatre fois de
suite à un jour d'intervalle ; du reste , même traitement. Le malade fut parfaitement bien au bout de
huit jours. Je lui administrai alors des pilules de
savon , dans lesquelles entraient deux grains de
scammonée ; il en prenait deux le matin et autant le
soir , pendant quinze jours. L'appétit reparut, ainsi
que la couleur naturelle de la peau.

Environ un mois après , au premier signal des
douleurs , je fis reposer douze sangsues : cessation
des accidens.

Le mois suivant le sang voulut couler spontanément , mais il ne fit que tacher le linge du malade.
Encore douze sangsues ; même effet avantageux.

En quittant le malade, je lui recommandai de se servir de sangsues lorsque les symptômes voudraient reparaître, et d'user d'un régime doux. Il vaquait librement à ses affaires (*).

Deux choses méritent d'être remarquées dans l'histoire que je viens de rapporter, 1°. la fréquence de la congestion du rectum, congestion qui semblait devenir d'autant plus forte que les attaques ou retours des hémorrhoïdes se multipliaient davantage ; 2°. l'irritation et la fluxion qui avaient leur siége au col de la vessie, et qui dépendaient, je crois, de la congestion du rectum, parce que celle-ci s'était manifestée long-temps avant que le malade n'éprouvât de la difficulté à uriner. D'ailleurs l'existence des tumeurs hémorrhoïdales, à très-peu de distance de l'anus, dépose encore en faveur de cette opinion. Ensuite l'expérience a démontré que très-souvent la vessie, ainsi que le canal de l'urètre, partagent l'irritation des tumeurs hémorrhoïdales.

Quoique le dégorgement produit par les sangsues ait été constamment salutaire chez ce malade, il ne faudrait cependant pas se servir de ce moyen chez tous les sujets où le molimen hémorrhoïdal se

---

(*) Cette observation m'a été communiquée par mon ami le D. Lespagnol, qui réunit à des connoissances très-étendues l'amour du travail et l'esprit d'observation.

ferait souvent sentir, car l'irritation que la piqûre des sangsues procure est extrêmement propre à fixer ou à favoriser la congestion des tumeurs, et par conséquent à entretenir la maladie dans toute sa force. Cela est si vrai, que presque tous les auteurs qui ont parlé des hémorrhoïdes font mention de l'application des sangsues comme d'une cause procathartique de cette maladie.

Observation d'hémorrhoïdes qui semblent avoir reconnu pour cause la constipation.

Un homme de trente ans, sujet à la mélancolie, éprouvait une constipation continuelle, et allait tout au plus de quatre jours l'un à la selle. Il lui survint un flux hémorrhoïdal qui se manifesta ensuite tous les mois durant quelques années. Comme ce malade faisait des écarts dans le régime, sa constipation continua toujours, les hypocondres se tuméfièrent et devinrent douloureux; il éprouva aussi des maux de tête, de l'anorexie, de la soif, de l'insomnie, et un flux hémorrhoïdal. Malgré tous les remèdes qu'il mit en usage, la céphalalgie continua pendant plusieurs semaines jusqu'à ce qu'il lui survînt un flux de sang abondant par les oreilles : depuis lors le mal de tête alla en diminuant. Cet écoulement de sang revenait tous les mois, et constamment avec le même avantage. Enfin, après avoir mis en usage les apéritifs, et spécialement la teinture des métaux, les choses rentrèrent dans l'ordre. Lorsque le malade prenait des alimens flatueux et difficiles à digérer, et qu'il faisait quelque excès dans le boire, la céphalalgie revenait (1).

Chez le malade qui fait le sujet de cette observation les hémorrhoïdes paraissent avoir été l'effet de l'affection mélancolique, ou plutôt de la constipation qui en est un symptôme presque constant. Il est probable que cette dernière, à laquelle le malade était très-sujet, a été la principale cause du flux hémorrhoïdal. On conçoit très-bien que les matières endurcies qui irritent le rectum mécaniquement et d'une manière chimique, puissent donner naissance à cette maladie. On sait que ces matières, tant qu'elles séjournent dans le canal intestinal, occasionnent souvent des coliques vives, et que lors de leur expulsion elles font souffrir des douleurs atroces.

Les anciens médecins, et beaucoup de modernes, prétendent que chez les mélancoliques la cause des hémorrhoïdes existe dans le sang, que c'est dans ce liquide que se trouve une matière qu'on appelle *mélancolique* qui donne lieu à cette maladie; mais, outre que cette matière n'a jamais été mise en évidence, ainsi que je l'ai déjà dit, il me semble

---

(1) *Eph. germ.*; déc. 3, ann. 5 et 6, obs. cclxv, p. 616.

qu'on n'a pas besoin de la supposer pour se rendre raison de la formation des hémorrhoïdes. Quand on considère en effet ce qui se passe dans l'affection mélancolique, on voit que son caractère essentiel consiste dans une lésion plus ou moins profonde des fonctions intellectuelles et affectives ; que les malades sont ordinairement occupés d'idées exclusives ; que leurs passions sont portées à l'extrême ; que presque toutes leurs fonctions sont dans un état de langueur, et surtout la digestion et la circulation : or il est facile de sentir que, si la première de ces fonctions est languissante, il doit arriver très-souvent que les matières fécales s'endurcissent et restent pendant assez long-temps dans le canal intestinal. C'est en effet ce qui est prouvé par l'observation, puisque les mélancoliques ont ordinairement beaucoup de peine à rendre les matières fécales endurcies, et que presque tous sont obligés de prendre des lavemens pour aller librement à la selle. Si nous ajoutons à ces considérations, que les mélancoliques aiment la vie sédentaire et l'indolence, qu'ils haïssent l'exercice et cherchent très-souvent la solitude, on ne sera pas surpris qu'ils soient si fréquemment affectés d'hémorrhoïdes ; car sans le mouvement ou l'exercice convenable, sans des dissipations agréables, « comment conce- » voir le cours non interrompu des humeurs dans » cet assemblage étonnant de vaisseaux d'une té-

» nuité extrême, entortillés les uns dans les autres,
» allant par différentes lignes flexueuses se distri-
» buer à toutes les parties du corps humain (1)? »

Autre observation d'hémorrhoïdes reconnaissant pour
cause une autre maladie.

Jacques Milleroi, âgé de quarante-un ans, la-
boureur, d'un tempérament bilioso-sanguin, fit un
excès de vin dans le mois d'août 1807. Le lendemain il éprouva une céphalalgie violente, qui ne
l'empêcha point de travailler. Le 16 du même mois
on força le malade, qui était en sueur, à se plonger
dans l'eau du canal de l'Ourque où il travaillait :
dès lors le mal de tête devint plus intense, et fut
accompagné d'amertume de la bouche, d'une soif
ardente, de douleurs dans tous les membres, d'épi-
gastralgie et de dévoiement. Le même jour cet
homme alla consulter un pharmacien qui lui donna
un vomitif, dont l'effet fut très-marqué, puisqu'il
rendit beaucoup de bile par haut et par bas; mais
sans procurer de soulagement : même état jusqu'au 23, époque où le malade se rendit à l'Hôtel-
Dieu. Je le vis le lendemain ; il souffrait cruellement de la tête, sa langue était couverte d'un enduit

---

(1) *Essai sur l'influence de l'exercice sur l'économie ani-*
male dans l'état de santé et de maladie, par M. Fouré. *Paris,*
1808.

blanchâtre, la bouche était pâteuse, amère, la soif assez vive, l'épigastre et les membres douloureux, le dévoiement aboudant. Les matières fécales étaient si âcres que le rectum et la peau des environs de l'anus étaient fortement irrités de leur contact. La chaleur de la peau était vive, mordicante, le pouls dur et fréquent.

Ipécacuanha, $\ni i$ en trois doses; chiendent, sirop de limon.

Le vomitif fait rendre par haut beaucoup de bile verdâtre, et procure neuf à dix selles de même nature; le malade se trouve très-soulagé. Dans la nuit il lui survint deux tumeurs hémorrhoïdales externes, avec un léger flux hémorrhoïdal. L'apparition de ces tumeurs avait été précédée de cuissons et de pulsations à l'anus; elles étaient douloureuses au toucher, et d'une couleur rouge foncé.

Le troisième jour de son entrée à l'hôpital les symptômes fébriles étaient beaucoup diminués, il existait peu de dévoiement, les tumeurs hémorrhoï-dales étaient moins rouges et moins gonflées que la veille.

Le septième jour le malade était convalescent, et les tubercules hémorrhoïdaux ne paraissaient presque plus; on remarquait que la peau qui les recouvrait était flétrie et ridée.

Si je ne considérais comme une chose superflue de trop multiplier les exemples, je pourrais en rapporter plusieurs autres pour faire voir que les hémorrhoïdes peuvent être l'effet d'autres maladies; mais je crois pouvoir me borner aux deux faits que je viens de citer, étant bien persuadé que dans cette circonstance deux prouvent autant que mille.

D'après cette dernière considération je pense également que, relativement aux hémorrhoïdes simplement coïncidentes, je puis me restreindre à rapporter l'observation suivante qui a été recueillie à l'Hôtel-Dieu.

Observation d'hémorrhoïdes simplement coïncidentes.

Angélique Dufrenoy, âgée de soixante ans, d'un tempérament sanguin et d'une constitution assez forte, eut ses règles à quinze ans pour la première fois et sans aucun accident.

A vingt ans elle contracta une gale qu'elle a toujours eue depuis, malgré les moyens employés pour la guérir.

A vingt-six ans elle fut mariée à un homme robuste et bien portant; sa première grossesse fut très-heureuse et n'offrit rien de remarquable, si ce n'est qu'elle fut suivie d'hémorrhoïdes qui subsistent encore. De vingt jusqu'à trente-six ans il y eut deux grossesses aussi heureuses que la première; les hémorrhoïdes et la gale persistaient toujours, la menstruation était régulière hors le temps de la gestation.

Vers trente-six ans elle devint enceinte pour la quatrième fois; l'accouchement fut laborieux, et suivi, presque immédiament après, de la chute du rectum et d'une incontinence d'urine qui augmenta progressivement : néanmoins la santé de la malade se rétablit d'ailleurs.

A trente-sept ans elle redevint enceinte, mais au quatrième mois de la grossesse elle fit une fausse couche, à laquelle succéda une perte qui dura quarante jours.

De trente-sept à quarante ans elle fit, dans le milieu de ses grossesses, deux autres fausses couches qui ne furent pas suivies de perte de sang comme la première. D'ailleurs continuation des menstrues, de la gale, des hémorrhoïdes, de la chute du rectum, et de l'incontinence d'urine.

Vers l'âge de quarante ans son mari part pour l'armée ; dès lors cette femme éprouva des chagrins violens et dissimulés, qui ne tardèrent pas à être aggravés par la disette et la misère, et par l'enrôlement de son fils dans la marine. Bientôt son appétit diminua, ses digestions devinrent laborieuses, le ventre se tuméfia, l'excrétion des matières fécales devint difficile et douloureuse, la respiration pénible, et la toux presque continnelle et sèche. En outre la malade ressentait à la tête un froid vif et presque constant, tandis que les parties placées au dessous du diaphragme étaient habituellement chaudes.

Cet état dura sans augmentation jusqu'à cinquante ans, époque de la cessation des menstrues, cessation qui n'augmenta point les hémorrhoïdes, mais qui détermina sur le nez une affection herpétique, qui disparaissait quelquefois pour revenir avec plus d'intensité. Actuellement elle est augmentée par l'irritation que procure le tabac dont la malade fait usage.

Depuis l'âge de quarante jusqu'à cinquante-six ans on ne lui a fait qu'un traitement palliatif; on a insisté sur les lavemens et les minoratifs, afin de favoriser l'excrétion des matières stercorales.

Privée de ressources pour vivre et se faire soigner chez elle, cette femme entra à l'Hôtel-Dieu, le 29 août 1808. Trois mois après son entrée dans cet hospice il lui survint un érysipèle dartreux au visage, qui dura trois mois. Il se termina par un dépôt à la partie antérieure et externe de la gencive supérieure, dont la cure nécessita l'extraction d'une dent incisive correspondante. Deux mois après, maux de tête pour lesquels on appliqua inutilement un vésicatoire au bras droit. Cette femme sortit bientôt après de l'hôpital pour y rentrer le 28 avril 1811; elle offrit l'état suivant : froid considérable et presque constant de la tête; maux de tête; ouïe dure; bouffées de chaleur à la face, surtout quand les douleurs du rectum sont fortes ; respiration difficile, principalement dans les saisons froides et humides ; toux sans expectoration ; appétit presque nul ; dégoût pour les alimens qui augmentent la constipation ; digestions laborieuses ; ventre tuméfié ; chaleur considérable des parties placées sous le diaphragme ; constipation, chûte du rectum, incontinence d'urine, et quelquefois rétention lorsque les douleurs pour aller à la selle sont violentes ; hémorrhoïdes quelquefois très-douloureuses ; affection psorique, surtout à la main droite où les démangeaisons sont vives au printemps ; dartres croûteuses existant sur le nez depuis la cessation des règles ; peu de sommeil ; parfois mouvement fébrile se terminant par une sueur froide.

Il est bon de remarquer que la plupart de ces infirmités durent depuis plus de vingt ou vingt-quatre ans.

Il serait difficile de trouver un sujet chez lequel on pût observer à la fois un aussi grand nombre de maladies ; et ce qu'il y a de remarquable, c'est que plusieurs de ces affections, quoique existant simultanément, n'ont jamais eu la plus petite influence les unes sur les autres : ainsi la gale ni l'affection herpétique n'ont éprouvé aucune modification de la part du flux hémorrhoïdal, et celui-ci a constamment resté le même lorsque les règles existaient dans toute leur force, et quand elles ont disparu complétement.

§. XIV.

Provocation des hémorrhoïdes.

QUOIQUE les hémorrhoïdes soient utiles dans beaucoup de circonstances, et qu'on doive, dans ces cas, éviter avec grand soin de les supprimer, il est cependant dangereux de les établir lorsque la nature n'en témoigne pas un besoin manifeste, puisqu'elles peuvent donner naissance à des maladies graves. On a cependant cru qu'on pouvait les provoquer avec avantage chez des sujets affectés de certaines maladies chroniques, et surtout lorsqu'ils étaient doués d'une constitution atrabilaire, et que les parens et aïeux étaient sujets aux hémorrhoïdes. Mais on n'a pas fait attention qu'en cherchant à provoquer cette maladie, on est bien loin d'être certain des résultats qu'on obtiendra, puisqu'il y a autant à parier que le flux hémorrhoïdal dont on aura sollicité l'apparition sera aussi désavantageux qu'utile au malade. On conçoit très-bien que ce flux établi artificiellement puisse faire disparaître une affection chronique ; mais il est évident aussi qu'il peut aggraver cette dernière, et même la rendre subitement mortelle. Remarquons que, si pour établir cette affection on veut se conduire d'après un signe certain ou pathognomonique, on

ne le pourra aucunement, attendu qu'il n'en existe
aucun, ainsi que je l'ai fait voir précédemment. On
ne peut réellement considérer comme tels que le
flux hémorrhoïdal et les tumeurs, c'est-à-dire, la
maladie elle-même ; car pour les autres symptômes,
comme les douleurs des lombes, du bas-ventre,
de la poitrine et de la tête, tous peuvent appar-
tenir à d'autres maladies. C'est ainsi que, dans les
affections de la vessie, le rectum, les organes voi-
sins et même éloignés peuvent être affectés, soit
par sympathie, soit à cause du voisinage, soit enfin
par continuité de tissu. De même dans les préludes
de l'éruption menstruelle ou d'une ménorrhagie
active, il se manifeste des coliques, des douleurs
dans les lombes, des maux de tête, des tintemens
d'oreilles, etc., comme dans le flux hémorrhoïdal.
Il résulte de là que c'est tenir une conduite très-
hasardée que de chercher à provoquer cet écoulement sanguin. On risque non-seulement d'établir
une maladie inutile pour l'affection préexistante,
mais encore dangereuse par elle-même, ou par ses
anomalies ; car tout le monde sait que le flux hémorrhoïdal peut devenir excessif, diminuer de quantité, manquer tout-à-fait, ou être supprimé. Or dans
toutes ces circonstances les malades peuvent être
dangereusement affectés (*). C'est pourquoi des

____

(*) Ce n'est pas sans quelque raison que Tissot disait que

hommes sages ont très-bien pensé qu'on devait parfois s'opposer au développement et aux progrès des hémorrhoïdes, et même tâcher de les faire disparaître lorsqu'elles étaient récentes. Ne serait-ce pas commettre une faute impardonnable que de favoriser cette affection lorsqu'elle dépend, par exemple, de la dureté des matières fécales, des frottemens réitérés de l'anus, d'un prolapsus du rectum, de l'usage des matières indigestes ou échauffantes ? L'expérience n'a-t-elle pas démontré qu'en faisant disparaître ces causes, on empêche sans inconvénient les progrès de la maladie ?

Une autre remarque très-importante, c'est qu'en cherchant à faire naître un flux hémorrhoïdal, on ne parvient pas toujours au but qu'on se propose; on tourmente vainement les malades, et, après les avoir purgés et médicamentés de toutes les manières, on finit souvent par n'avoir que des tumeurs hémorrhoïdales qui font souffrir des douleurs atroces. Cela ne paraît pas du tout étonnant, quand on réfléchit qu'il ne suffit pas qu'un organe soit dans un état de congestion habituelle pour qu'une hémorrhagie y survienne, il faut encore que le sang, qui forme la congestion, trouve les vaisseaux exha-

---

les hémorrhoïdes étaient quelquefois un avantage déplorable. *Raro beneficium et flebile quidem beneficium sunt hemorrhoides.* (*Episc. ad Zim.*, obs. ii, n° 8.)

lans montés sur un ton de sensibilité propre à lui
donner passage : or qu'est-ce qui pourrait assurer
qu'en excitant l'extrémité inférieure du rectum , on
parviendra à établir un mode de sensibilité convenable à la production de l'hémorrhagie spontanée ?
Je doute que personne voulût donner une pareille
certitude; mais admettons pour un instant que l'on
parvienne à établir un flux hémorrhoïdal , il se
présentera encore une nouvelle difficulté , c'est de
savoir si cet écoulement sanguin sera aussi paisible
et aussi modéré qu'on se l'imagine ; certes, cela me
paraît encore très-douteux , puisque, lors même
qu'il est le produit des efforts de la nature, il sort
très-souvent des proportions convenables , et cause
une foule de symptômes nerveux graves, qui ten-
dent plus ou moins à détruire le principe de la vie.
Ajoutons à ces considérations, qu'en cherchant à
provoquer un flux hémorrhoïdal , on peut être
trompé dans son attente , en occasionnant une hémorrhagie de la vessie ou du canal de l'urètre chez
les deux sexes, de la matrice et du vagin dans la
femme (*); il suffit pour cela que les vaisseaux exhalans de ces diverses parties soient plus disposés à
se mettre en rapport avec les globules sanguins et
à leur donner passage : or dans cette supposition

(*) Une Observation qu'on trouve dans la Chirurgie de
Fabrice d'Aquapendente , prouve cette assertion.

on donne lieu à des maladies dont la gravité varie, et en général plus fâcheuses que le flux hémorrhoïdal, surtout l'hématurie. Une chose qui semble bien contradictoire, c'est que les mêmes médecins qui veulent qu'on provoque, dans certains cas, le flux hémorrhoïdal, soutiennent avec chaleur qu'on doit faire une distinction entre les vaisseaux hémorrhoïdaux internes et externes, parce que l'écoulement de sang qui vient des premiers ne remédie pas aux mêmes maladies que celui des seconds. Mais, en admettant cette distinction purement gratuite, il est impossible de juger *à priori* si le flux qu'on veut établir remédiera ou non aux maladies existantes ; car comment pourra-t-on s'assurer qu'on provoquera plutôt des hémorrhoïdes internes qu'externes, puisque les mêmes moyens qui servent au développement des unes peuvent contribuer à l'apparition des autres : or dans le cas où ces deux espèces d'hémorrhoïdes se manifesteraient à la fois, il est évident que l'une ou l'autre devrait au moins être inutile, si l'on suppose surtout qu'on ne doit traiter qu'une seule maladie. En outre, lors même que le sang viendrait des vaisseaux qu'il convient, il restera toujours qu'on a forcé le développement d'une affection dégoûtante, incommode et peut-être dangereuse.

C'est en réfléchissant sur les inconvéniens que cette maladie présente très-souvent, que plusieurs

hommes célèbres ont cru qu'il ne fallait pas favoriser le flux hémorrhoïdal, lors même qu'il était
habituel, et que, dans le cas de suppression, on
ne devait pas se hâter de le rappeler, d'autant qu'il
est très-difficile de le rétablir dans son état primi-
tif. On cite à l'appui de cette assertion un passage
de Galien (1), dans lequel il est dit qu'il ne faut
pas habituer le corps, sans nécessité, au flux hémorrhoïdal, parce que sa suppression et son extrême
abondance sont des excès également nuisibles. Mais,
s'il est quelquefois dangereux d'établir un flux hémorrhoïdal sans avoir aucune indication, il est
souvent avantageux de le conserver lorsque son
apparition est due aux efforts de la nature, et surtout quand il est habituel et soulageant. On évite
seulement qu'aucune cause ne vienne le déranger.

Aucun fait ne prouve mieux l'utilité d'un flux
hémorrhoïdal, dans certains cas, que l'observation
suivante, dont M. Recamier nous a souvent fait
part.

« Une dame, avant d'arriver à l'âge de la pu-
» berté, avait tous les symptômes de la phthisie
» pulmonaire ; mais, dès que les menstrues se ma-
» nifestèrent, tous les accidens de la phthisie dis-
» parurent. Plusieurs médecins avaient cependant
» considéré cette femme comme atteinte d'une

---

(1) *In Hippoc. aphor. comm.*, n° 25.

» affection mortelle. Tant que dura l'écoulement
» périodique, rien ne survint du côté de la poi-
» trine ; ce ne fut que vers quarante-cinq ans,
» époque de la cessation de ce flux, que les symp-
» tômes de la phthisie se déclarèrent de nouveau.
» Heureusement pour la malade qu'il lui survint
» un flux hémorrhoïdal supplémentaire qui em-
» porta encore les accidens thorachiques. De soixante
» à soixante-dix ans le flux hémorrhoïdal cesse,
» et la phthisie revient. Cette dame, n'ayant pas
» voulu suivre les sages conseils que lui donnait
» M. Recamier, finit par succomber à cette dernière
» maladie. »

§. XV.

Pronostic des hémorrhoïdes.

LE pronostic des hémorrhoïdes doit être basé :
1°. Sur l'époque où elles se manifestent ; 2° sur la
vivacité et le nombre des accidens qui se déclarent
pendant les préludes ; 3° sur l'absence de toute
espèce de douleurs ; 4° sur la régularité ou l'irrégularité du flux hémorrhoïdal ; 5° sur l'état des
forces et le tempérament des sujets chez lesquels
il survient ; 6° sur le siége qu'il occupe, et le mécanisme d'après lequel il s'opère ; 7° enfin sur son
état de simplicité ou de complication.

Les médecins les plus recommandables depuis

Hippocrate ont considéré les hémorrhoïdes comme une maladie des adultes ; il y en a même plusieurs qui pensent qu'elles ne surviennent jamais dans l'enfance. Il n'est cependant pas sans exemple (*) que des enfans extrêmement jeunes en soient également affectés, et l'on a remarqué dans ce cas que le flux hémorrhoïdal se dérangeait avec la plus grande facilité ; que tantôt il devenait excessif, et donnait naissance à un grand nombre de symptômes nerveux ; que d'autres fois, et surtout à l'époque de la puberté (**), il se supprimait subitement, et produisait des altérations plus ou moins graves dans les fonctions : d'où l'on a conclu avec raison que cette hémorrhagie était de mauvais augure dans l'enfance.

On a encore remarqué que, si, après avoir cessé pendant un certain nombre d'années, le flux hémorrhoïdal se manifeste de nouveau dans un âge plus convenable, comme à vingt-cinq, trente ou trente-cinq ans, c'est presque toujours au désa-

---

(*) J'en ai rapporté plusieurs à l'article des causes.

(**) Il semblerait cependant qu'au moment où le système anguin acquiert une activité plus grande, le flux hémorrhoïdal devrait devenir plus considérable au lieu de se supprimer ; mais il paraît que la révolution qu'éprouvent alors tous les tissus organiques, fait que le sang prend une nouvelle direction, et se porte vers les organes sur lesquels les les forces vitales se sont en quelque sorte concentrées.

vantage des malades ; et, loin de prolonger leur existence, ainsi que le prétendent Stahl, Alberti, Junker et beaucoup d'autres, il l'abrégera au contraire en les entraînant vers une vieillesse prématurée. En général le développement trop précoce de certaines affections annonce, chez les sujets qui en sont atteints, une mauvaise constitution.

Lorsque les préludes des hémorrhoïdes sont fortement prononcés, que les fonctions les plus importantes à la vie sont profondément lésées, que le flux hémorrhoïdal ne se manifeste point, ou qu'enfin la quantité de sang rendue n'est pas proportionnée au besoin de l'économie, on doit craindre qu'il ne survienne quelque maladie grave, surtout quand on n'a pas l'attention de diminuer l'irritation des systèmes nerveux et vasculaire sanguin.

Quand les tumeurs hémorrhoïdales ne répandent jamais de sang (*hæmorrhoïdes cæcæ*), et que l'effort ou molimen hémorrhagique se fait souvent sentir par des douleurs locales et générales, elles sont désavantageuses ; elles ne le sont pas à beaucoup près autant lorsque les douleurs sont simplement locales. Néanmoins, si les souffrances sont vives et prolongées, la digestion, la nutrition et les autres fonctions finissent par s'altérer plus ou moins, et les malades deviennent quelquefois d'une maigreur extrême.

Les tumeurs hémorrhoïdales qui se développent

daus l'intérieur du rectum sont plus mauvaises que celles qui sont implantées aux environs de l'anus et sur le sphincter externe ; 1° parce qu'elles empêchent ou rendent très-difficile l'excrétiou des matières stercorales ; 2° parce qu'elles sont plus souvent le siége des plus vives douleurs ; 3° parce qu'en sortant elles donnent fréquemment lieu à la chute du rectum ou au renversement de la membrane muqueuse ; 4° parce qu'on éprouve de grandes difficultés pour y faire des applications topiques, soit que les malades s'y refusent, soit que le sphincter de l'anus se trouve dans un état de spasme qui ne permette pas l'introduction du doigt ou des suppositoires. 5°. Elles sont plus fâcheuses, parce que, lorsqu'on les excise, la membrane interne de l'intestiu rentre quelquefois subitement, et la plaie donne passage à une quantité considérable de saug, qui, s'il est retenu dans le rectum, peut inspirer une sécurité perfide. 6°. Enfin les tumeurs hémorrhoïdales internes sont plus fâcheuses que les externes, en ce qu'elles donnent plus souvent lieu aux fistules stercorales, et que, si elles sont fortement serrées par le sphincter externe de l'anus, elles tombent quelquefois en gangrène, ou font développer des accidens graves.

Obs. M. Parent, âgé de cinquante-quatre ans, d'un tempérament sanguin, d'une force moyenne, écrivain de profession, père de cinq enfans, dont trois sont morts , fut affecté , vers l'âge de quarante-quatre ans , de plusieurs boutons hémorrhoïdaux non fluens , mais si douloureux que le moindre frottement de la chemise devenait insupportable. Les douleurs étaient prurigineuses dans les commencemens de la maladie , mais elles devinrent bientôt piquantes et pulsatives ; elles étaient surtout très-vives lorsque le malade siégeait long-temps dans son bureau. Des circonstances particulières l'ayant forcé de suspendre pendant six ans ses travaux accoutumés , ses douleurs hémorrhoïdales se dissipèrent complètement. Durant ce laps de temps il éprouva une rupture de quelques fibres musculaires de la jambe gauche , accident qui le rendit boiteux l'espace d'un mois. Lorsque ces six ans furent écoulés , le malade reprit son travail sans que les hémorrhoïdes se fissent sentir. Vers l'âge de cinquante-trois ans et demi , il lui survint une affection gastrique pour laquelle il prit trois grains d'émétique (tartrite antimonié de potasse) , et trois médecines : dès lors la douleur de la jambe , qui avait cessé depuis des années , se réveilla avec une nouvelle intensité , ce qui obligea ce malade d'aller chercher du secours à l'Hôtel-Dieu , où il entra le 21 mai 1811.

Le premier jour le médecin lui fit pratiquer une saignée qui ne procura aucun soulagement ; la douleur persista avec la même violence jusqu'au 30 du même mois. On lui donna alors le julep de Rivière.

Le 51 , mieux sensible ; continuation du julep.

Le 1er juin, flux hémorrhoïdal d'une abondance extrême, précédé d'une douleur lancinante et pulsative de l'intestin rectum, faiblesse, perte d'appétit. La quantité de sang était si copieuse que les draps du lit , et même les matelas , étaient percés. (Pilules d'Helvétius , 6 grains.)

Le 3 , l'hémorrhagie est encore plus forte , lypothimies momentanées , mais fréquentes.

Le 4 , continuation de l'effusion sanguine , dévoiement , faiblesse très-grande.

Le 5 , l'hémorrhagie se soutient encore , mais elle est moins abondante que la veille ; cependant la faiblesse est plus grande que les jours précédens ; frissons qui durent depuis dix heures du matin jusqu'à six heures du soir. (Pilules d'Helvétius , chiendent acidulé.)

Le 6 , continuation de l'hémorrhagie et du dévoiement. Julep béchique , avec syrop diacode ; mêmes pilules , même boisson.)

Le 7 , douleur vive à l'anus , ténesme , sentiment d'un poids au périnée , chaleur dans l'urètre , hémorrhagie plus considérable que la veille. (Même traitement.)

Le 8, débilité extrême , fausses visions, vertiges , aigreurs à la bouche , continuation de la perte de sang. (Magnésie , traitement *idem*.)

Le 13 , le flux hémorrhoïdal et le dévoiement étaient presque arrêtés , un peu d'appétit , douleur à la jambe gauche , abcès à la marge de l'anus , à la suite duquel il survient une fistule stercorale ; maigreur. (Traitement *idem.*)

Le 19 , dévoiement , large tache scorbutique à la jambe gauche. (Décoc. alb. , pilules d'Helvétius.)

Le 20, ténesmes fréquens , faiblesse. (Guimauve, réglisse , purgation.)

Le 21 , diminution du ténesme , qui disparut le surlendemain ; gonflement œdémateux de la jambe droite , disparition du flux sanguin depuis le 19.

Le malade fut alors transporté dans la salle Saint-Antoine où il recouvra assez bien la santé , au moyen des toniques , et surtout après l'usage du vin anti-scorbutique et de la rhubarbe à la dose de six grains.

Le 24 août, il fut transféré dans la salle Saint-Paul , afin d'être traité de sa fistule stercorale de laquelle il ne souffrait pas ; quarante-huit heures après son entrée dans cette salle , il lui survint des douleurs hémorrhoïdales violentes qui avaient leur siége dans le rectum.

Le troisième jour , en allant à la selle , il s'aperçut qu'il avait à l'anus une tumeur hémorrhoïdale très-douloureuse au toucher. Cette tumeur avait le volume d'un petit œuf de poule ; elle était arrondie , dure , tendue et d'une couleur violette. Elle était implantée en partie dans le rectum , et en partie sur le sphincter externe de l'anus , qui d'ailleurs était dans un état de spasme , et serrait fortement une portion de la membrane muqueuse de l'intestin.

Environ deux heures après l'apparition de cette tumeur le malade fut pris d'envies fréquentes mais inutiles d'aller à la garderobe , de crampes et de lassitudes dsns tous les membres , et spécialement dans les cuisses , de douleurs dans la vessie , d'envies réitérées d'uriner , de coliques très-vives , et de nausées.

M. Pelletan , voyant ce malade , fit rentrer la tumeur hémorrhoïdale ; dès lors les symptômes énoncés se calmèrent ; mais ils ne tardèrent pas à reparaître , parce que la tumeur ressortit une heure après l'opération. La nuit , les souffrances furent cruelles. Le lendemain , le malade était plus calme ; il n'avait plus de nausées ni de coliques , il souffrait seulement dans la vessie et le canal de l'urètre. La tumeur hémorrhoïdale avait perdu de son volume , et rentrait facilement dans le rectum. Le 3o , il se trouvait bien : depuis lors j'ai perdu cet homme de vue ; je ne sais s'il a été opéré de la fistule.

Lorsque le flux hémorrhoïdal est régulier , modéré , soulageant , et qu'il paraît dans un temps opportun , il est en général avantageux , et l'on doit prendre garde qu'il ne se dérange. Stahl le regar-

dait alors comme le présage d'une longue vie :
*Ægri, inquit, ad altiorem senectutem sani et satis
vegeti, pertingunt* (1). Ambroise Paré nous dit aussi,
d'après Hippocrate : « Or, si elles (les hémorrhoï-
» des) jettent moderement, et le malade soustienne
» bien l'evacuation sans ennuy, on ne doit arrester
» du tout, parce qu'elles préservent de mélancho-
» lie, lèpre, strangurie et autres affections (2). »

Dans les cas au contraire où ce flux est irrégulier soit pour l'époque de ses retours, soit par son
abondance, soit enfin par sa durée, il est ordinairement désavantageux ; car, si l'hémorrhagie est
insuffisante, le sang qui aurait dû être évacué par
le fondement se dirige souvent vers les parties supérieures, et donne lieu à des maux de tête plus ou
moins violens, et même à des apoplexies ou à des
hémoptysies.

Si le flux hémorrhoïdal est trop considérable,
les forces du malade s'épuisent ; il devient pâle,
bouffi, et souvent est atteint de spasmes, de convulsions, de syncopes, d'épanchemens aqueux abdominaux ou thorachiques ; et quelquefois la mort
vient l'atteindre au milieu de ces accidens. En outre,
si la nature est habituée à se débarrasser à une
époque déterminée des humeurs qui la surchargent

------

(1) *De Flux. hœmorrh.*
(2) *Œuvres chirurgicales*, pag. 488.

ou qui l'embarrassent, elle supporte impatiemment les variations dans les retours de l'hémorrhagie, et ne devient souvent tranquille que lorsque celle-ci reprend une marche constante et régulière.

Quand le flux hémorrhoïdal est déjà très-ancien, et qu'il résulte de la pléthore générale, ses connexions avec le reste de l'économie sont tellement intimes qu'il serait périlleux d'interrompre son cours. On doit, d'après le sentiment des plus grands praticiens, le regarder alors comme très-utile à la santé. Mais, lorsqu'il dépend d'une cause locale, ses rapports avec le reste du corps ne sont pas à beaucoup près aussi étroits ; voilà pourquoi, dans ce cas, on peut en obtenir la guérison radicale, sans qu'il en résulte aucun inconvénient pour le malade.

Si cependant l'écoulement est devenu habituel, s'il est régulier, modéré, et que le sujet le supporte bien, on doit le respecter et veiller à sa conservation, comme dans les cas où il est l'effet d'une cause générale. Sa suppression pourrait être très-fâcheuse, soit immédiatement, soit après un certain temps ; car il ne faut pas croire que ce soit toujours incontinent, après la répression d'un flux hémorrhoïdal, qu'il se développe des accidens ; ce n'est souvent qu'au bout de plusieurs années que cela arrive.

Une expérience funeste a démontré encore que les maladies les plus graves survenaient fréquemment après la cessation spontanée de l'écoulement hémorrhoïdal périodique. On voit souvent des personnes qui, vers le déclin de la vie, se félicitent de la disparition d'une pareille évacuation; leur vanité, et surtout celle des femmes, se trouve flattée, parce qu'elles acquièrent de l'embonpoint et de la fraîcheur; mais dans combien de circonstances ne voit-on pas ces mêmes personnes tomber dans des apoplexies foudroyantes, devenir hypocondriaques, rhumatisantes, goutteuses, dartreuses, etc. ? Que de craintes, que de méfiance ne doit-on pas avoir sur cet embonpoint perfide ! J'ai vu déjà plusieurs personnes qui avaient prodigieusement engraissé après la cessation d'un flux hémorrhoïdal; deux sont mortes d'apoplexie, et une troisième d'un squirrhe au pylore. Combien de médecins n'y a-t-il pas qui ont fait les mêmes remarques ! M. Recamier surtout, cet observateur infatigable, a déja vu un grand nombre de femmes qui devenaient très-grasses à l'époque critique, et mouraient d'apoplexie peu de temps après.

Les hémorrhoïdes, suivant Hippocrate, guérissent et préviennent certaines maladies (1). Il croyait même que, lorsqu'un délire fugace survenait chez les phthisiques, après la cessation des crachats, on devait espérer que les hémorrhoïdes se mani-

____

(1) Lib. *de Humoribus. Aph.* xi, xii, sect. vi.

festeraient avec avantage. *In tabescentibus sputa suppressa, mentem ad nugas garriendas emovent. His spes est hæmorrhoidem apparere posse* (1).

Cependant on peut dire en général que, si cette affection se manifeste chez des personnes faibles et languissantes, elle est ordinairement nuisible, parce qu'elle augmente la débilité et jette le trouble dans les fonctions; d'où il suit que tout flux sanguin passif est essentiellement mauvais. Voilà pourquoi le flux hémorrhoïdal, ainsi que toute autre hémorrhagie, est dangereux dans le dernier degré du scorbut, dans les fièvres putrides ou adynamiques.

Dans les fièvres ataxiques, caractérisées par une altération profonde dans le système nerveux, la tendance à l'extinction des forces vitales et l'incohérence dans les phénomènes morbides, ce flux est également d'un fâcheux augure.

Selon Quarin, les hémorrhoïdes sont rarement critiques dans la pleurésie, à moins que la maladie ne reconnaisse pour cause leur suppression (2).

Dans les affections essentiellement nerveuses, qui ne dépendent pas directement d'un état pléthorique, ou de la répercussion ou cessation d'une hémorrhagie habituelle, etc., le flux hémorrhoïdal

____

(1) *Hippoc. Coac.*, 437.
(2) *Traité des Fièvres.*

est ordinairement nuisible. Il est surtout désavantageux lorsqu'il survient chez des sujets délicats et extrêmement irritables.

Si l'hémorrhagie du rectum résulte de la rupture des veines hémorrhoïdales variqueuses, elle est constamment dangereuse et même mortelle, quand les ouvertures des vaisseaux sont un peu considérables, et que la maladie est abandonnée à elle-même. Cette affection est également mortelle lorsque les crevasses veineuses sont très-éloignées de l'anus (1).

Le flux hémorrhoïdal, qui prend sa source dans l'intérieur du rectum, est plus mauvais que celui qui se fait à l'extérieur, parce qu'il est plus sujet à devenir excessif, et par conséquent à rendre les malades très-faibles et cacochymes. *Externæ tamen hæmorrhoides*, dit Hoffmann, *rariùs fluunt, sed in varices dolorificas facilè abeunt, quæ apertæ sanguinem plorant, neque tamen crebro nimium fundunt. At internæ hæmorrhoïdes, quæ propagines sunt splenici rami, et ad intestini recti interiorem substantiam, quin ani usque sphincterem porriguntur una cum arteriolis ex mesaraicæ inferiori productis, non modo fluxus effusioris fontem præbent, sed et suppressæ morbos qui ex labe hepatis, lienis, pancrea-*

___

(*) Voyez les *Œuvres chirurgicales* de J. L. Petit, tom. ii.

tis, mesenterii et intestinorum fiunt, ingenerant (1).

Quelques médecins ont pensé que les tumeurs hémorrhoïdales fluaient avantageusement chez certaines femmes enceintes de quatre mois; mais comme cette effusion sanguine se prolonge souvent plus qu'il n'est nécessaire, comme elle est susceptible de devenir tout à coup prodigieuse, comme enfin elle provoque quelquefois les menstrues, ainsi que Fabrice d'Aquapendente l'a remarqué, les meilleurs observateurs croient qu'elle est de mauvais augure, et d'autant plus qu'elle peut déterminer l'avortement.

La complication de la syphilis rend quelquefois assez fâcheux le pronostic des hémorrhoïdes : ainsi, lorsque le virus vénérien a exercé son action sur les tumeurs hémorrhoïdales, que celles-ci sont ulcérées, il survient parfois des hémorrhagies abondantes, qui nécessairement feraient périr les malades, si l'on n'avait l'attention de tamponner promptement le rectum, ou d'arrêter le sang par quelque autre moyen. Ensuite les ragades, les verrues et les cicatrices vénériennes empêchent souvent l'apparition d'un flux hémorrhoïdal utile à l'économie, par l'habitude qu'elle en a contractée. Enfin la syphilis est une complication fâcheuse,

(1) *Med. rat.*, tom. IV, sect. I, cap. IV, *de Hæmorrh. flux. nim.*, pag. 88 et seq.

parce que le traitement mercuriel qu'elle exige rend très-souvent les tumeurs hémorrhoïdales extrêmement douloureuses, ou donne lieu à des flux de sang énormes.

La constipation, qui accompagne ou précède presque toujours l'affection hémorrhoïdale, est constamment nuisible, principalement lorsque la maladie a son siége dans l'intérieur du rectum; car alors les matières fécales qui traversent cet intestin y occasionnent une irritation, déchirent les vaisseaux capillaires, ou les veines variqueuses, si elles existent, et donnent par conséquent lieu à des pertes de sang plus ou moins abondantes. L'inflammation des gros intestins, et notamment du rectum, est quelquefois guérie par le flux hémorrhoïdal. (*Quarin.*)

Les obstructions des organes abdominaux, qui sont si fâcheuses pour tout le monde, le deviennent spécialement pour les hémorrhoïdaires, en ce qu'elles favorisent fréquemment la complication variqueuse des veines du rectum.

Je n'ai pas besoin de dire que le cancer surtout ulcéré du rectum est une des complications les plus graves.

§. XVI.

Traitement des hémorrhoïdes.

S'il est des maladies qui, avant d'être traitées, demandent une grande attention de la part du médecin, il n'en est sans doute aucune qui, dans quelques circonstances, le mérite mieux que celle dont nous nous occupons. Tous les praticiens savent combien il est facile de commettre des fautes dans le traitement de cette affection, dont les symptômes sont extrêmement variés, èt leur marche très-irrégulière.

On n'ignore pas non plus que les erreurs commises sous ce rapport sont non-seulement nuisibles, mais qu'encore elles peuvent devenir funestes. Combien de fois n'a-t-on pas vu survenir des accidens fâcheux à la suite de l'application de certains remèdes, que l'on a décorés du beau nom de *spécifiques*, afin d'en imposer au peuple crédule, et toujours disposé à faire usage de médicamens auxquels on attribue des vertus pour ainsi dire surnaturelles ? Quel est celui qui ignore que les tumeurs hémorrhoïdales, et même toute l'extrémité inférieure du rectum, sont tombées en gangrène par l'action de certains emplâtres qui avaient cependant été vendus comme des remèdes très-innocens ? D'un autre côté on a remarqué que ces applications intempestives occa-

sionnaient souvent la suppression d'un flux hémorrhoïdal utile, et donnaient naissance à des désordres plus ou moins graves.

J'ai fait voir précédemment que l'affection hémorrhoïdale pouvait dépendre d'un grand nombre de
causes différentes; il est par conséquent facile de
sentir que, pour procéder à une méthode de traitement convenable, on doit d'abord fixer son attention sur ces causes, afin de les détruire, si cela est
possible, et de modérer leur action quand elles
sont inamovibles. En outre on doit encore considérer si l'affection est récente ou ancienne, simple
ou compliquée, et enfin si elle présente des avantages ou des inconvéniens. C'est sans doute pour
avoir négligé l'examen de ces diverses circonstances
qu'on est tombé dans des fautes graves relativement
à la thérapeutique de l'affection hémorrhoïdale ;
c'est encore à cette omission qu'on doit peut-être
attribuer la diversité des sentimens relatifs aux bien-
faits et aux désavantages du flux hémorrhoïdal. Les
uns ont voulu qu'on abandonnât cette effusion sanguine aux soins de la nature, à moins qu'elle ne
devînt excessive. Ils ont même été jusqu'à mettre
en principe qu'il fallait la provoquer dans le cours
de certaines affections chroniques, si elles ne se
manifestaient pas spontanément. Mais nous avons
fait voir que cette manière d'agir peut être extrêmement préjudiciable ou dangereuse, et qu'elle ne

saurait être adoptée que par des médecins systématiques. Dehaen (1) disait à ce sujet que la saine
pratique ne permettait pas qu'on habituât les hommes
à cette évacuation, lorsque la nature n'indiquait
pas cette voie. *Cum ergo*, dit-il, *secundum omnes
artis principes natura hunc fluxum in plurimis haud
excitet ; cum secundum eosdem, universa sana praxis
prohibeat homines* natura viam non monstrante, *ei-
dem assuefacere ; quum denique multa incommoda et
calamitates ejus occasione contingunt ; id apparet
evidentissimum, quod modernorum praxis longe nu-
merosiores morbos creet, multoque plures mortalium
reddat ægrotantes, quam ex consueto naturæ ordine
ægrotare debuissent.*

D'autres médecins ont prétendu qu'il fallait guérir le flux hémorrhoïdal dans tous les cas, et n'ont
fait aucune attention aux désordres incalculables
qui peuvent être la suite de cette guérison. Mais
nous allons voir dans les développemens ultérieurs
jusqu'à quel point ces deux opinions doivent être
rejetées ou admises. Nous remarquerons seulement
ici que toutes les deux pèchent pour être trop générales, puisqu'il est prouvé que, dans plusieurs circonstances, il est utile d'obtenir la guérison du flux
hémorrhoïdal ; que, dans d'autres cas, on est forcé

____

(1) *Ratio medendi*, tom. IV, cap. III.

de le respecter, et de le considérer comme un acte conservateur de la nature.

(A.) *Lorsque les hémorrhoïdes sont récentes, et qu'elles sont l'effet d'une cause locale qui agit directement sur l'extrémité inférieure du rectum, il faut tâcher de les guérir : l'expérience a fait voir qu'il n'en résultait aucun inconvénient pour les malades.* On trouve dans les auteurs, et surtout dans les journaux d'Allemagne et de Copenhague, une foule de faits qui prouvent cette assertion. J'ai connu à Paris un négociant qui, dès l'âge de vingt-cinq ans, devint sujet à la constipation, et bientôt après aux hémorrhoïdes. Un médecin de ses amis lui conseilla de faire un usage habituel d'eau de pruneaux, afin d'empêcher l'endurcissement des matières fécales. Après avoir pris pendant six mois de cette boisson, les selles devinrent faciles, le flux hémorrhoïdal cessa, les tumeurs de l'anus, qui se gonflaient beaucoup toutes les fois qu'il allait à la garde-robe, se flétrirent. Ce Monsieur, qui est âgé de près de soixante ans, s'est toujours bien porté depuis lors, quoique le flux hémorrhoïdal ne soit plus revenu.

On voit donc d'après cela que, pour parvenir à guérir les hémorrhoïdes qui résultent d'une cause locale, on doit avoir soin d'éviter tous les agens qui peuvent entretenir ou augmenter la maladie : or il est évident, dans ce cas, que les personnes atteintes d'hémorrhoïdes récentes doivent se soumettre à un

régime convenable, sans lequel il devient impossible d'obtenir une guérison radicale. On commen-
cera donc par bannir du régime le thé et le café, si
les malades ont l'habitude d'en prendre ; ces substances ont des qualités échauffantes qui augmentent le mouvement circulatoire du sang, et donnent
très-souvent naissance à l'endurcissement des matières stercorales. Ce précepte doit surtout être
suivi quand l'usage de ces boissons fait naître ou
rend plus vives les douleurs hémorrhoïdales. Ce
sera alors avec un grand avantage qu'on leur substi-
tuera les boissons douces et rafraîchissantes, pourvu
toutefois qu'elles ne répugnent pas à l'estomac. Mais
il est des cas où l'on est obligé d'accorder aux malades une petite quantité de thé ou de café, à cause
du dérangement qu'ils éprouvent d'ailleurs, en
rompant brusquement une habitude qu'ils ont contractée depuis plusieurs années. C'est ainsi, par
exemple, que j'ai connu des personnes accoutu-
mées à prendre du café, qui ne pouvaient digérer
leur dîner, si elles en étaient privées. J'ai soigné
pendant quelque temps une dame qui souffrait
beaucoup de ses hémorrhoïdes ; elle prenait du
café deux fois par jour, ce qui me fit présumer
que son mal venait de l'usage de cette boisson. Je
l'engageai à ne plus en prendre ; mais, dès qu'elle
en fut privée, ses digestions devinrent laborieuses ;
il lui survint des coliques venteuses, des rapports

acides, et des tiraillemens d'estomac : tous ces accidens se dissipèrent par l'usage modéré du café (*).

(B.) Les liqueurs spiritueuses sont également très-préjudiciables aux hémorrhoïdaires, par les raisons que nous avons indiquées à l'article des causes, et principalement parce qu'elles donnent naissance à la pléthore. Leur usage est surtout désavantageux aux personnes chez lesquelles le système sanguin jouit d'une prédominance marquée. Aussi les ivrognes qui sont d'une constitution sanguine sont-ils très-souvent affectés des hémorrhoïdes. Il suit de là que, si les personnes adonnées aux liqueurs alcooliques désirent guérir de cette affection, elles doivent nécessairement s'abstenir de boire des diverses espèces d'eau-de-vie, notamment quand celles-ci entretiennent la congestion et l'irritation des tumeurs hémorrhoïdales. On leur permet seulement l'usage du vin en très-petite quantité, quand elles ne peuvent s'en passer tout-à-fait.

(*) Ce fait nous prouve qu'en médecine il est quelquefois très-difficile d'établir des règles générales qui ne souffrent des exceptions, et qu'en pratique il est de la plus haute importance d'observer avec soin, non-seulement les idiosyncrasies des malades, mais encore leurs habitudes et leur manière de vivre.

(C.) Puisque nous recommandons l'abstinence des différentes liqueurs alcooliques, on sent parfaitement que nous devons également engager les malades à se priver d'alimens échauffans, excitans ou âcres, tels que les salaisons, les ragoûts épicés et poivrés, qui ont non-seulement le grand inconvénient d'irriter les parties avec lesquelles ils sont en contact, mais encore celui de produire la constipation. On doit aussi prendre garde d'avaler en mangeant des substances qui, par leur nature, résistent à l'action de l'estomac et des intestins : tels sont les noyaux de cerises, de prunes, d'abricots, etc., qui, en passant dans le rectum, occasionnent quelquefois une irritation très-vive, appellent par conséquent le sang artériel vers le fondement, et s'opposent par leur masse à l'ascension du sang veineux ; d'où peuvent résulter des hémorrhoïdes compliquées de varices. D'ailleurs ces substances produisent encore très-fréquemment l'endurcissement des matières fécales, que nous avons considérées tour à tour comme cause et comme symptôme des hémorrhoïdes.

(D.) Nous avons également dit, d'après Dehaen, que les gaz qui s'élèvent des fosses d'aisance peuvent donner lieu à la même affection ; il est par conséquent prudent que les hémorrhoïdaires n'y restent pas trop long-temps exposés, particulièrement quand les commodités sont mal propres, et qu'il s'en dégage une vapeur qui irrite les yeux et la membrane pituitaire.

(E.) Il est aussi très-important pour eux d'éviter autant que possible de rester trop long-temps assis, parce que, dans cette situation, les bords de l'anus se trouvent excités à cause de la pression constante qu'ils éprouvent, ainsi que les parties circonvoisines ; d'où dérive la pléthore des artères du rectum, et l'engorgement plus ou moins douloureux des tumeurs hémorrhoïdales. Il faut donc que les malades qui, par leur genre d'occupations, sont dans la nécessité de rester assis, tâchent de se tenir par intervalles dans une position verticale, et de marcher quelques pas, afin de favoriser le mouvement du sang vers le cœur, et conséquemment de diminuer l'irritation du rectum. Je ne doute pas que ce ne soit, en grande partie, faute de prendre ces petites précautions que les gens de cabinet, les écrivains, les tailleurs et les graveurs deviennent très-sujets aux hémorrhoïdes. Mais il est des circonstances où les hémorrhoïdaires se trouvent dans l'impossibilité de se tenir long-temps debout ; dans ces cas ils peuvent, comme l'observe Hildebrandt, changer souvent de situation, s'asseoir, et marcher alternativement (1).

---

(1) *Sur les Hémorrhoïdes fermées*, trad. de l'allemand par C. C. H. Marc.

Ils doivent également faire attention à ne point rester habituellement assis sur des corps mollets, comme les bergères garnies de laine, les coussins remplis de plume, les fauteuils rembourrés de crins. Ces matières fomentent puissamment la chaleur de l'anus et des organes de la génération, ce qui détermine un afflux plus considérable des humeurs vers ces parties. Les chaises qui sont trop rebombées dans leur milieu ne conviennent pas non plus à ceux qui sont affectés d'hémorrhoïdes, parce que la pression et l'irritation de l'anus sont d'autant plus fortes qu'il repose sur un plus petit nombre de points de la chaise. Il faudrait pour bien faire que cette dernière fût percée sur le milieu ; de cette manière le fondement ne serait aucunement comprimé, et la congestion du rectum ne se trouverait pas favorisée. On peut donner à la chaise la forme des commodités à l'anglaise, si l'on n'aime mieux faire faire un rondelet qu'on placera partout où l'on voudra, et qu'on pourra recouvrir de velours ou de basane.

(F.) Nous venons de voir que la vie sédentaire est essentiellement contraire aux hémorrhoïdaires, d'où il est naturel de conclure que l'exercice doit leur être favorable. Mais il est bon de spécifier quelques genres de mouvemens qui peuvent surtout leur être très-salutaires ; car tous ne conviennent pas , ainsi que nous l'avons dit en parlant des causeš de la maladie.

La promenade est un des meilleurs exercices , quand on en jouit modérément ; elle favorise singulièrement le libre exercice des fonctions, et fait disparaître cette espèce de stupeur dans laquelle les organes sont jetés pendant le repos trop prolongé : « Elle prépare le corps, dit Tissot, aux » évacuations ; en facilitant l'expectoration , elle » rend la respiration plus libre ; elle fortifie les » organes de la digestion en y excitant de petites » secousses réitérées ; elle anime la circulation et » redouble par-là la somme des forces ; elle excite » la transpiration, et contribue au délassement né- » cessaire après les grands exercices ; elle détruit » enfin les mauvais effets qui pourraient résulter de » la trop grande plénitude (1). » Mais ce ne sont pas là les seuls avantages que ce genre d'exercice procure ; il contribue encore pour beaucoup à rendre les sécrétions et les excrétions plus faciles et plus actives. Les matières stercorales sont expulsées sans peine ; les urines sont aussi sécrétées plus promptement et ne restent pas long-temps dans la vessie. Qui ne sait au reste que la promenade est un puissant moyen pour dissiper les idées tristes qui viennent assaillir l'esprit , et qui contribuent

____

(1) *Gymnastique med. et chirurg.* , p. 68 et 69.

si souvent au développement des hémorrhoïdes ? Quand on en jouit à la campagne, et dans la belle saison, quel plaisir ne goûte-t-on pas à l'aspect de mille objets divers, au milieu d'un air frais sans cesse renouvelé, et ordinairement imprégné des odeurs les plus suaves ? « L'odeur des fleurs cham-
» pêtres, nous dit encore Tissot, se mêlant aux
» charmes des autres sens, l'âme partage le délice
» des yeux, les plaisirs de tous les sens ; d'où il
» résulte la plus douce harmonie que l'homme puisse
» éprouver, celle qui met tous les organes à l'u—
» nisson (1). »

Lorsque le repos très-prolongé, une diète sévère qu'on a été obligé de garder à cause d'une autre affection, ont mis les malades dans l'impuissance de marcher, on doit faire en sorte que l'inaction soit le moins incommode possible : pour cela on leur prescrit de changer souvent de position, de se mettre tantôt d'un côté, tantôt d'un autre. On pourrait aussi dans ce cas les mettre utilement dans une voiture qu'on ferait traîner lentement sur la pelouse ; et, quand ils seraient ennuyés de ce mode de gestation, on pourrait recourir à la promenade dans une chaise à porteur ou dans un bateau.

(G.) L'équitation, de quelque espèce qu'elle soit,

---

(1) Ouvrage cité.

est ordinairement nuisible à ceux qui sont atteints
d'hémorrhoïdes ; elle doit leur être défendue, surtout quand les tumeurs hémorrhoïdales sont douloureuses ou très-susceptibles de le devenir; car, si
l'on va au trot ou au galop, elle peut être suivie de
résultats fâcheux. L'agitation dans ce cas est trop
considérable, les frottemens et les commotions du
podex trop vives, d'où résultent quelquefois des
flux hémorrhoïdaux effrayans, et l'inflammation des
tumeurs de l'anus. Hildebrandt a vu des douleurs
les plus vives se manifester après l'équitation trop
forte et trop prolongée. J'ai aussi soigné un monsieur dans la rue Bailleul qui, après avoir fait une
promenade à cheval et au galop, souffrait si vio-
lemment de ses hémorrhoïdes, qu'il ne pouvait rester tranquille dans aucune position. Le deuxième
jour les tumeurs hémorrhoïdales devinrent violettes,
et se gonflèrent énormément. Quelques sangsues
appliquées à l'anus produisirent un dégorgement
salutaire.

Malgré ces inconvéniens de l'équitation, il est
cependant des cas où elle peut être permise, comme
lorsque les tubercules hémorrhoïdaux sont gonflés
quoique indolens, et quand les malades sont faibles d'ailleurs. Le fond de gaîté que cet exercice
modéré procure alors, les secousses douces et
uniformes qu'il détermine sur le système vasculaire,
peuvent devenir très-favorables.

(H) Si le repos est avantageux, dans bien des circonstances, pour restaurer les forces et réparer les pertes que le corps fait pendant le mouvement, il est des cas où il est essentiellement fâcheux. Il est reconnu par exemple que, lorsqu'il est trop prolongé, il donne lieu à des maladies plus ou moins dangereuses ; il jette les organes dans un état de stupeur, de relâchement et de faiblesse, de manière qu'ils deviennent inhabiles à élaborer convenablement les fluides qui les pénètrent : la nature se trouve alors, comme l'observe Tissot, livrée à elle-même, et supporte tout le fardeau de ses fonctions. Celles-ci languissent ; il n'y a presque pas de transpiration cutanée, les organes sécréteurs et excréteurs sont dans une sorte d'inertie, les mouvemens s'exercent sans force, les intestins se débarrassent difficilement des matières fécales qu'ils contiennent, la circulation devient plus lente, et la respiration moins active : or, si toutes les fonctions languissent, et surtout la digestion et la circulation, il est évident que le défaut absolu de mouvement devient préjudiciable aux hémorrhoïdaires.

(J.) S'il est utile à l'homme de mettre dans les travaux de l'esprit et l'étude de certaines sciences un zèle convenablement dirigé, souvent aussi est-il dangereux de s'y livrer sans ordre ni mesure, car l'application forcée des facultés intellectuelles est très-fréquemment suivie de maladies d'un mauvais

caractère. Mais cela ne doit pas paraître étonnant
puisque la physiologie nous apprend que, plus
les facultés intellectuelles sont en action, plus
l'énergie ou l'activité des organes, autres que le
cerveau, est ralentie. C'est là la raison pour laquelle
le pouls devient plus lent lorsqu'on médite profondément sur un objet, et que la digestion est inter-
rompue ou troublée quand on se met à lire immédiatement après le repas. Pourquoi les hommes de
lettres et les gens de cabinet sont-ils si sujets aux
hémorrhoïdes ? Cela me paraît dépendre de trois
causes principales : 1° de ce que chez eux l'influence
nerveuse ne s'exerce pas convenablement sur les
organes de la digestion et de la circulation ; 2° de
ce que leur esprit étant fortement occupé, ils ou-
blient de satisfaire aux fonctions les plus importantes ; 3° enfin de ce qu'ils restent la plupart du
temps assis et courbés en avant. D'ailleurs ils peuvent avoir une disposition particulière à cette maladie, disposition qui devient toujours plus grande
par l'action des causes que je viens d'indiquer. Il faut
donc que les hémorrhoïdaires ne se livrent pas trop
long-temps aux travaux de l'esprit.

(K.) Les passions de l'âme qui portent une atteinte
profonde dans toute l'économie sont extrêmement
nuisibles dans l'affection hémorrhoïdale ; voilà pourquoi il est très-important de les diriger convenablement. Qui ne sait les désordres variés que pro-

duisent la crainte, la terreur, la tristesse prolongée, les accès de colère souvent répétés ? Personne n'ignore assurément que les affections morales tristes occasionnent souvent le développement ou la suppression du flux hémorrhoïdal, que la colère rend quelquefois cette hémorrhagie excessive et même mortelle, ainsi qu'Hoffmann en rapporte une observation (1).

(L.) En parlant des causes de la maladie, j'ai dit que les hémorrhoïdes étaient souvent l'effet de la grossesse ; mais il est facile de voir que, quoique la cause soit dans ce cas bien manifeste, il est cependant inutile de tenter la guérison de la maladie avant que la femme soit délivrée de son enfant. On peut néanmoins empêcher que le mal ne fasse des progrès en se conformant aux règles que prescrit l'hygiène. Eviter de rester trop long-temps assise, principalement sur des siéges trop mollets, faire de temps à autre un petit tour de promenade et au grand air, prendre de temps en temps des lavemens rafraîchissans, afin d'éviter l'endurcissement des matières stercorales, ne manger ni boire rien d'échauffant pour que la liberté du ventre ne soit point troublée. Voilà en raccourci les règles auxquelles une femme enceinte, affectée d'hémorrhoïdes, doit se soumettre.

____

(1) *Med. rat.*, tom. IV.

(M.) La constipation, comme nous l'avons dit, est un des symptômes les plus ordinaires de l'affection hémorrhoïdale ; elle est d'autant plus fâcheuse que les excrémens sont plus endurcis, qu'ils sont accumulés en plus grande quantité, et qu'ils séjournent depuis plus de temps dans le canal intestinal. L'expulsion de ces matières est presque toujours très-pénible et douloureuse, surtout lorsque les malades font de grands efforts pour l'opérer, et quand il existe un bourrelet hémorrhoïdal dans l'intestin rectum. C'est alors que surviennent les chutes de cet organe ou le renversement de la membrane interne. Il est donc extrêmement important de remédier à la constipation ; pour cela on doit se conformer aux règles hygiéniques que nous avons indiquées jusqu'ici.

Si, à l'aide de ce régime et d'autres petites précautions, l'état de constipation ne cesse point, il faut solliciter l'excrétion des matières stercorales au moyen de quelques boissons laxatives et rafraîchissantes, telles que l'eau de pruneaux, le petit lait, la décoction de pulpe de tamarin, de casse, et les limonades. A ces moyens on peut joindre quelques lavemens, l'usage d'alimens liquides et légèrement succulens. Les fruits, lorsqu'ils sont bien mûrs, sont ordinairement avantageux dans ces sortes de cas : ainsi les malades pourront manger avec modération des cerises, des prunes, des abri-

cots, des pêches, des poires, des raisins, des groseilles, etc. Ces fruits sont légèrement relâchans,
et facilitent par conséquent la sortie des matières
fécales. Ceux qui sont verts, acerbes et âcres, doivent être rejetés, parce que d'une part ils irritent
souvent le canal intestinal, produisent des coliques
et des flatuosités; d'un autre côté ils peuvent arrêter trop brusquement le flux hémorrhoïdal, ou
faire cesser tout à coup l'irritation des tumeurs de
l'anus, ce qui n'arrive pas toujours sans inconvénient.

Si ce régime est insuffisant pour faire cesser la
constipation, il devient nécessaire de recourir aux
purgatifs; mais il faut observer qu'il n'est pas indifférent d'employer toutes sortes de purgatifs, et
qu'il n'existe peut-être pas de maladie où l'on doive
en faire un choix plus judicieux que dans les hémorrhoïdes. On sait en effet qu'il y a des substances
purgatives qui, administrées dans certaines circonstances, et surtout à des doses considérables, sont
constamment désavantageuses. Loin de contribuer
à la guérison de l'affection hémorrhoïdale, elles lui
donnent au contraire un nouveau degré d'activité.
C'est ainsi que les drastiques comme l'aloès, la
scammonée, la coloquinte, l'ellébore, etc., peuvent
donner lieu à des flux hémorrhoïdaux très-abon-
dans, et même à la gangrène des tumeurs de l'anus:
il est facile de voir d'après cela que, s'il est néces-

saire d'évacuer les matières stercorales endurcies,
on ne doit point faire usage de ces espèces de médicamens, mais bien des substances purgatives dont
l'action est douce, et sollicite légèrement les contractions péristaltiques des intestins ; tels sont le
phosphate de soude, le sulfate de magnésie (sel
d'epsom), le tartrite de potasse et de soude (sel
de seignette), l'acétite de potasse (terre foliée de
tartre), et surtout le tartrite de potasse (sel végétal), dont Hildebrandt fait les plus grands éloges,
et que j'ai employé moi-même avec beaucoup de
succès.

Le sulfate de soude ne convient pas à beaucoup
près autant, parce qu'en même temps qu'il détermine l'expulsion des matières endurcies, il augmente souvent le flux hémorrhoïdal s'il existe, et
le provoque quand il n'a pas lieu. On dirait qu'il a
une action, pour ainsi dire, élective sur l'extrémité
du rectum.

M. Recamier a remarqué que le sel de Glauber
ou sulfate de soude était un excellent moyen pour
rappeler un flux hémorrhoïdal supprimé. Hildebrandt a également observé que plusieurs hypocondriaques supportaient avec peine l'usage de ce
sel. On lui préférera donc ceux que nous avons
indiqués.

Quelques médecins, et surtout les Stahliens,
ont beaucoup préconisé la rhubarbe dans le trai-

tement des hémorrhoïdes. Alberti la recommande d'une manière toute particulière, et la préfère à tous les autres purgatifs, non pour guérir radicalement cette maladie, comme on le pense bien, mais pour modérer les accidens auxquels elle donne naissance.

Quelques autres ont pensé que la rhubarbe ne convenait pas aux hémorrhoïdaires, par la raison qu'elle a la propriété de provoquer le flux hémorrhoïdal, et d'occasionner souvent l'engorgement inflammatoire des tumeurs de l'anus. En outre on a remarqué que les sujets très-nerveux éprouvaient fréquemment, après avoir pris ce médicament en substance, des coliques vives, et même des spasmes du canal intestinal. L'infusion aqueuse de rhubarbe ne paraît pas avoir les mêmes inconvéniens, surtout quand on y ajoute une certaine proportion de sulfate de magnésie ou de tartrite acidule de potasse. J'ai eu l'occasion de l'employer à trois reprises, et chez des sujets assez délicats, sans que, dans aucun cas, il soit survenu rien de fâcheux.

La manne dissoute dans du lait suffit quelquefois pour faire cesser la constipation.

Les vomitifs, qui semblent ne devoir jamais être employés dans le traitement des hémorrhoïdes, ont cependant été utiles dans quelques circonstances. Un homme de quarante et quelques années, dit

Herman (1) , sujet à un flux hémorrhoïdal fréquent et abondant , était habitué à faire des excès de vin , et souvent pendant des semaines entières , ce qui lui enlevait l'appétit, et le rendait faible et décoloré. Ces symptômes m'engagèrent à lui administrer l'émétique : après l'effet de ce remède, le flux hémorrhoïdal , qui subsistait depuis quatorze jours , fut avantageusement arrêté. Étonné d'un tel succès , je me suis servi plusieurs fois de ce remède qui m'a toujours réussi en pareille circonstance.

Ne serait-il pas permis de penser que , dans ce cas , le flux hémorrhoïdal était sympathique , c'est-à-dire , dépendant de la stimulation que la bile , ou d'autres matières , produisaient dans l'estomac ? Cela ne paraît-il pas vraisemblable , quand on remarque que la présence des vers dans le canal intestinal occasionne souvent des épistaxis ?

(N.) Quand les hémorrhoïdes récentes dépendent de la chute du rectum , ou du renversement de la membrane muqueuse , on doit se hâter de faire rentrer ces parties , en comprimant doucement sur l'anus jusqu'à ce que la réduction soit complète. Si la rentrée de l'intestin était très-difficile et trop douloureuse , que le malade fût d'une forte constitution et d'un tempérament sanguin , on pourrait

______

(1) *Ephem. germ.* , déc. 2 , ann. 5 , observ. ccxvi , pag. 442.

lui pratiquer d'abord une saignée après laquelle on ferait de nouvelles tentatives. Lorsque la chute de l'intestin résulte de son relâchement, on devra, pour éviter les récidives, donner quelques lavemens toniques et légèrement astringens.

Si la maladie est l'effet de la disparition de quelque exanthème cutané, ou de la suppression d'un écoulement ulcéreux habituel, il faut rétablir ces affections dans les lieux qu'elles occupaient primitivement, pourvu toutefois qu'elles ne soient pas plus désavantageuses que les hémorrhoïdes ; car si celles-ci sont régulières, et qu'elles ne fassent pas beaucoup souffrir les malades, il serait peut-être prudent de ne point chercher à les guérir.

(O.) Si, à l'aide du régime et des précautions que j'ai indiqués jusqu'ici, l'on est parvenu à guérir les hémorrhoïdes dépendantes d'une cause locale, il faut alors recourir aux lavemens froids afin d'empêcher la récidive de la maladie. Plusieurs médecins célèbres en ont obtenu de très-bons effets, principalement dans les cas où les tumeurs hémorrhoïdales n'avaient jamais versé de sang. Hildebrandt, qui pense que tous les remèdes chauds sont contraires aux hémorrhoïdaires, insiste fortement sur l'utilité de ces sortes de lavemens, et détermine avec sagacité un certain nombre de cas où ils sont contr'indiqués. En général ils ne sauraient convenir lorsque le molimen hémorrhoïdal est bien

prononcé, et quand l'hémorrhagie est prête à se
faire, parce qu'ils pourraient déterminer le sang à
se porter sur des organes très-essentiels à la vie, tels
que le cerveau, les poumons, le foie, etc. On ne
doit pas non plus les mettre en usage lorsque le
flux hémorrhoïdal existe, et qu'il soulage les malades. Ils sont également contr'indiqués quand le
rectum est très-sensible, que les sujets sont d'un
tempérament nerveux, et tombent facilement en
convulsions pour les causes les plus légères.

Mais ils conviennent spécialement lorsque le flux
hémorrhoïdal récent, qui était l'effet d'une cause
locale, a cessé successivement, au moyen d'un
régime bien dirigé ; ils sont indiqués lorsque les
tumeurs hémorrhoïdales non fluentes sont peu
douloureuses, ou quand elles sont légèrement flétries.

Si les malades ne peuvent supporter les lavemens
froids à cause de la grande sensibilité de l'intestin
rectum, on peut leur faire prendre des demi-bains
également froids, en ayant l'attention d'y mettre un
peu d'eau chaude si l'on était dans l'hiver. Je n'ai
pas besoin de remarquer qu'on ne devrait pas employer ces bains si la transpiration cutanée était
habituellement abondante.

Les lotions froides suffisent quelquefois pour
empêcher le retour des hémorrhoïdes naissantes ;
mais il faut qu'elles soient souvent répétées, afin

d'entretenir les vaisseaux sanguins dans une espèce d'astriction qui empêche le sang de se porter en abondance vers les tumeurs hémorrhoïdales. D'ailleurs ces lotions ont le grand avantage de diminuer la sensibilité des parties affectées, par la raison que le froid jouit d'une vertu évidemment sédative, principalement quand il est long-temps appliqué sur les organes vivans, ou lorsque son application est fréquemment répétée.

M. C***, médecin très-studieux, âgé de vingt-cinq à vingt-six ans, était affecté depuis peu de temps de plusieurs tumeurs hémorrhoïdales qu'il attribuait à sa vie sédentaire et à la constipation. Ces tumeurs devenaient quelquefois très-douloureuses, surtout lorsqu'il les bassinait avec la décoction chaude de plantes émollientes. D'autres moyens avaient été employés sans succès. Comme il désirait guérir de cette affection, je lui conseillai de faire des lotions avec l'eau froide dans l'intervalle des douleurs, et de les continuer pendant quelque temps ; il le fit, et depuis lors il ne s'est jamais ressenti de sa maladie.

Quoique nous ayons dit précédemment qu'on ne devait jamais employer l'eau froide lorsque les tumeurs hémorrhoïdales étaient très-irritées et douloureuses, parce qu'on avait à craindre de transporter la fluxion sur des organes importans à la vie, il est cependant des cas où ce moyen, employé pendant la congestion du rectum, n'a produit aucun effet désavantageux.

M. Boual, officier de santé, âgé d'environ trente-six ans, fut atteint d'hémorrhoïdes l'année 1799, à la suite d'un long voyage et de l'usage immodéré de viandes salées. Les douleurs qu'il éprouvait à l'anus étaient extrêmement vives, et ne purent être calmées par les bains émolliens locaux et généraux. Un jour, souffrant plus qu'à l'ordinaire, il alla consulter un médecin qui lui conseilla l'application des sang-sues sur les tumeurs hémorrhoïdales ; mais, loin d'en obtenir du soulagement, l'irritation du rectum devint plus forte, les tumeurs hémorrhoïdales se gonflèrent considérablement, et les douleurs furent pulsatives et presque intolérables. Alors le malade fit usage d'une pommade composée d'huile d'amandes douces et de bourgeons de sureau, ce qui amena un peu de calme; mais le soulagement ne fut que momentané, car peu de temps après l'application de ce topique les souffrances furent aussi fortes qu'auparavant. Dès lors M. Boual fit des lotions avec l'eau froide dans laquelle il mettait parfois quelques cuillerées de vinaigre : bientôt les douleurs diminuèrent ainsi que le gonflement des tumeurs hémorrhoïdales, qui se flétrirent peu de jours après, et devinrent indolentes.

Pour prévenir le retour de cette affection, le malade a constamment fait usage des bains de siége froids, dans lesquels il restait à peu près six ou huit minutes. Depuis onze ans il n'a senti que des picotemens très-rares et très-légers dans le rectum.

Ce fait pourrait-il autoriser d'employer l'eau froide dans tous les cas où la fluxion du rectum est très-considérable ? Je ne le pense point, car on a vu des maladies graves survenir après la suppression du molimen hémorrhoïdal. Il sera toujours sage et prudent de ne faire usage des lavemens et des lotions froids que lorsque les douleurs de l'anus sont nulles ou très-modérées, et quand il n'y a point de flux de sang.

(P.) Lorsque les hémorrhoïdes récentes existent chez un sujet pléthorique, on doit prescrire des boissons rafraîchissantes, telles que les limonades végétales et minérales, l'eau édulcorée avec le suc de groseilles, de mûres, de framboises, de fraises, de cerises, etc. Mais c'est surtout des acides végétaux dont on doit faire usage, parce qu'ils tempèrent l'activité du système sanguin, et modèrent la chaleur animale. L'eau de veau et de poulet, le petit lait nitré, etc., conviennent dans ce cas. Les malades se nourriront en outre de végétaux et de viandes blanches, surtout de celles des jeunes animaux ; ils éviteront avec soin les viandes noires et celles des vieux animaux, parce qu'elles fournissent trop de sucs nutritifs, et par conséquent favorisent l'hématose. Enfin ils se conformeront aux règles hygiéniques que nous avons indiquées jusqu'ici.

Si les vaisseaux sanguins étaient très-dilatés, que le pouls fût dur et plein, la peau rouge et dans un état de moiteur; si les malades éprouvaient un sentiment de pesanteur général, on devrait diminuer la masse du sang par la saignée, en ne perdant jamais de vue que les exonérations sanguines artificielles contribuent moins à la guérison des hémorrhoïdes que le régime humectant et relâchant.

En général la phlébotomie doit être pratiquée plutôt au moment où le flux hémorrhoïdal n'existe pas que lorsqu'il existe, car on l'a vue quelquefois arrêter instantanément ce flux sanguin, et donner naissance à l'hémoptysie, à l'apoplexie, à des inflammations très-vives, et surtout à des péripneumonies. Si l'on est obligé de réitérer les saignées à cause d'un état pléthorique constant, il faut se rappeler qu'elles sont spécialement utiles à l'approche des équinoxes et des solstices, parce que c'est alors que surviennent des fluxions plus ou moins désavantageuses, à cause de la grande activité qu'acquiert le système sanguin.

Les bains dont la température est peu élevée conviennent aussi chez les sujets pléthoriques; ils doivent en continuer l'usage jusqu'à ce que leurs forces soient un peu affaiblies. Les bains sont particulièrement avantageux lorsque la perspiration cutanée ne se fait pas convenablement, quand le ventre est paresseux, et qu'il existe des douleurs hémorrhoïdales très-vives.

§. XVII.

Hémorrhoïdes anciennes.

QUELLE que soit la cause qui ait donné naissance au flux hémorrhoïdal, s'il est déjà habituel et périodique, qu'il soit régulier, modéré et soulageant, on doit le considérer comme un émonctoire salutaire qui entraîne avec lui le superflu des humeurs, et peut-être des matières nuisibles à la santé. Il en est de lui comme de toute autre sécrétion ou exhalation à laquelle le corps est accoutumé ; si l'on interrompt sa marche, il en résulte ordinairement les maladies les plus sérieuses. C'est donc ici le cas où le médecin doit être simple spectateur des actes de la nature ; c'est ici qu'il doit l'abandonner à elle-même, en empêchant toutefois que rien ne vienne troubler ses efforts salutaires. Alberti disait avec raison qu'un flux hémorrhoïdal dont la marche était régulière, était plus précieux que l'or. *Aureus hic hæmorrhoïdalis fluxus, inquit, si legitimè decurrit auro omnino dignior et pretiosior est* (1).

---

(1) *De Hæmorrh. regim. et diæta proem.*, part. II, p. 132.

Ce flux est véritablement une fonction lorsque déjà il s'est manifesté pendant plusieurs années, et d'une manière régulière : aussi sa suppression brusque entraîne-t-elle autant de dangers que celle des menstrues. De même, quand il disparaît successivement, il survient des maladies aussi graves qu'après la cessation des règles.

Le flux hémorrhoïdal est surtout précieux quand il a fait cesser une maladie fâcheuse, telle que la mélancolie, ou une manie déjà ancienne ; s'il a fait disparaître une paralysie, des palpitations de cœur habituelles, les symptômes d'une phthisie, une angine de poitrine, etc. Il serait sans doute téméraire alors de tenter la guérison d'un pareil écoulement : son utilité est trop bien constatée ; la nature semble en demander la conservation.

Si donc cette évacuation venait à se supprimer, il faudrait se hâter de la rétablir convenablement ; et, si l'on ne pouvait y parvenir, comme cela est assez ordinaire, on devrait tâcher de la remplacer par d'autres évacuations. Cette précaution deviendrait surtout indispensable, si la disparition était suivie d'accidens plus ou moins graves, si les sujets étaient très-sanguins et vigoureux, et qu'ils fussent disposés aux congestions vers la tête ; car il arrive assez souvent que la disparition du flux hémorrhoïdal est suivie chez ces personnes d'apoplexies foudroyantes.

Mais, avant de nous occuper de la détermination des agens qu'on doit mettre en usage lorsqu'il s'agit de rétablir ou de remplacer les hémorrhoïdes supprimées, je crois convenable d'indiquer les moyens que les plus grands praticiens ont regardés comme propres à calmer les douleurs hémorrhoïdales, ou à les faire cesser complètement.

§. XVIII.

Traitement relatif aux douleurs hémorrhoïdales.

(A.) La saignée, qu'un grand nombre de médecins ont mise en usage sans règle ni mesure, et qu'ils conseillent indistinctement dans tous les cas, est sans doute le premier de tous les remèdes. Elle est indiquée lorsque l'irritation est très-forte, que le sujet est d'un tempérament sanguin, et enfin quand les organes de la tête, de la poitrine, ou de l'abdomen, partagent l'état d'orgasme de l'extrémité inférieure du rectum. Elle convient également dans les cas où les douleurs lombaires sont très-vives, et lorsque le défaut du flux hémorrhoïdal devient la cause d'un rhumatisme musculaire, fibreux ou synovial.

Une autre circonstance dans laquelle la saignée est encore utile, c'est celle où les douleurs hémorrhoïdales sont le résultat de la suppression ou cessation d'une hémorrhagie habituelle. Ainsi, lors-

qu'après la disparition des règles il se manifeste
des tubercules hémorrhoïdaux très-douloureux,
rien n'est aussi avantageux que l'application des
sangsues à la vulve.

La saignée, soit locale, soit générale, jointe à l'avantage vraiment précieux de diminuer les douleurs,
celui de prévenir les anomalies souvent dangereuses
que la pléthore pourrait faire naître. C'est ainsi
qu'on a vu des personnes très-sanguines chez lesquelles le flux hémorrhoïdal se faisait long-temps
attendre, être affectées ensuite d'une hémorrhagie
rectale extrêmement abondante, qui les jetait dans
les faiblesses, et même les convulsions.

Avant de pratiquer la phlébotomie, il est important de s'assurer si le sujet est ou n'est pas pléthorique, parce que le lieu où il faut tirer le sang
doit être essentiellement différent dans les deux cas.
Ainsi, lorsque la maladie dépend ou est entretenue
par une surabondance générale de sang, la saignée
du bras convient, et procure un soulagement manifeste : au contraire, quand les douleurs sont l'effet d'une pléthore locale, la saignée pratiquée plus
ou moins près de la partie affectée est infiniment
préférable (*). Il y a des médecins qui, dans ce

____

(*) On sent bien que je veux parler ici de l'application des
sangsues à l'anus, ou de l'incision des tumeurs hémorrhoïdales. Je remarquerai, au sujet de cette dernière opération,

dernier cas, recommandent d'exercer des stimula-
tions sur les tumeurs hémorrhoïdales, afin d'obtenir un dégorgement plus prompt et plus complet;
mais je dois observer qu'elles donnent lieu parfois
à des accidens très-graves. C'est ainsi que les bains
de vapeurs trop chauds, en augmentant la congestion et l'irritation, occasionnent quelquefois une
hémorrhagie copieuse, qu'on arrête avec plus ou
moins de difficulté. Voilà encore pourquoi les sangsues, appliquées sur les tumeurs hémorrhoïdales
gonflées et très-douloureuses, ne procurent pas
toujours les bons effets qu'on est en droit d'en attendre. J'ai observé plusieurs fois que les sangsues
appliquées trop près de ces tumeurs irritées augmentaient considérablement la fluxion sanguine, et
par conséquent les douleurs. J'ai même cité des
faits qui viennent à l'appui de cette assertion. M. Recamier a aussi vu la gangrène des tumeurs hémorrhoïdales survenir après l'usage d'un bain de vapeur
trop chaud.

(B.) Après les effets de la saignée locale ou générale on prescrit aux malades un régime très-léger

---

qu'on peut enfoncer la pointe de la lancette dans la tumeur
hémorrhoïdale aussi profondément qu'on le voudra ; on n'a
presque jamais à craindre d'ouvrir les veines variqueuses,
ainsi que le disent quelques auteurs, puisque le parenchyme
des tumeurs hémorrhoïdales est formé par du tissu cellulaire
et de petits vaisseaux capillaires.

et végétal ; on leur fait prendre des boissons adou-
cissantes et délayantes, dans lesquelles on met un
peu de nitre. On leur donne pour nourriture des
crêmes d'orge, de ris, d'avoine , etc. Les boissons
nitrées sont si bien indiquées dans le cas dont il
s'agit, que quelquefois elles suffisent seules pour
faire disparaître le gonflement et les douleurs de
l'anus. Stahl considérait le nitrate de potasse comme
un excellent tempérant et résolutif ; il le préférait
à tous les autres médicamens : *Alia medicamenta,*
dit-il , *facile post se relinquit.*

(C.) Si par l'usage de ces moyens on ne parvient
pas à faire cesser les douleurs , ou du moins à les
rendre supportables , on peut avoir recours aux
ventouses scarifiées ou sèches , qui produisent
parfois une révulsion salutaire. Rivière en a retiré
de bons effets. *Cucurbiculis etiam idem beneficium
consequimur admotis hypochondriis ad revellandum ,
coxis vero ad derivandum* (1).

(D.) L'huile d'amandes douces , le beurre de
cacao , l'axonge, le beurre frais, etc. , appliqués
sur les tumeurs hémorrhoïdales , modèrent souvent
les douleurs. Quelquefois ils ne produisent aucun
effet avantageux , et alors on leur associe utilement
l'oxide de plomb , ou une petite proportion d'opium.
Mais il faut être très-circonspect sur l'emploi de ces

____

(1) *Prax. med.*

deux derniers moyens, parce qu'ils pourraient
donner naissance à des accidens fâcheux. Je ferai
la même remarque relativement aux préparations
graisseuses où entre la limaille de fer; on doit en
user avec prudence, surtout chez les sujets pléthoriques, par la raison que ces topiques, étant astringens, pourraient déplacer l'irritation de l'anus ou
du rectum, et la diriger vers des organes très-essentiels à la vie.

(E.) Lorsque les tumeurs hémorrhoïdales sont
tendues, douloureuses et non fluentes, les cataplasmes émolliens sont extrêmement utiles. Ils produisent un relâchement favorable dans le tissu de
ces tubercules, et diminuent par là leur grande
sensibilité. Mais il est bon d'observer que ces topiques doivent être souvent renouvelés; sans cela ils
se dessèchent, s'attachent à la peau des environs
de l'anus, et finissent par rendre l'irritation plus
vive qu'elle n'était, ou du moins par détruire les
bons effets qu'ils ont produits dans les premiers momens de leur application. On doit surtout avoir
l'attention de les changer fréquemment, lorsqu'on
les prépare avec de la mie de pain et du lait; car,
outre que ces sortes de cataplasmes perdent promptement leur humidité, ils ont l'inconvénient de
passer à l'aigre, à cause de l'acide acétique qui se
forme spontanément : or il est facile de voir qu'au
lieu d'agir alors comme relâchans, ils auraient au

contraire une action stimulante, et peut-être astringente. Je n'ai pas besoin de dire que les cataplasmes
doivent être appliqués tièdes, si l'on veut obtenir
un effet plus prompt et plus efficace. Tout le monde
sait que la chaleur humide, lorsqu'elle n'est pas
trop élevée, jouit essentiellement des qualités re-
lâchantes.

(F.) Les bains de vapeur et de siége sont indiqués dans les mêmes circonstances que les cataplasmes émolliens. Ils doivent être à une température très-peu élevée, surtout quand les malades
sont éminemment pléthoriques ; car, s'ils étaient
très-chauds, ils pourraient produire une réaction
générale vive, et même des congestions dangereuses
vers la tête ou la poitrine. C'est ainsi qu'on a vu des
personnes tomber subitement en apoplexie après
l'usage d'un bain de vapeur trop saturé de calorique.
On a également remarqué que les sujets qui avaient
une propension à l'hémoptysie, devenaient sujets
à cette maladie par l'action de la même cause. On
voit donc d'après cela que, lorsqu'on veut faire prendre des bains de vapeur et de siége, il est extrêmement essentiel d'examiner non-seulement la
température du liquide, mais encore la constitution, le tempérament et les dispositions morbides
des sujets.

(G.) D'après ce que nous venons de dire sur les
cataplasmes et les bains de siége, on pense bien

que les bains généraux tièdes, et préparés avec les plantes émollientes, trouvent leur application dans les cas où les douleurs hémorrhoïdales sont très-vives, et quand les tubercules hémorrhoïdaux ne fluent jamais, ou fluent très-difficilement. Ils ont non-seulement l'avantage d'agir comme relâchans, mais encore comme délayans. Remarquons en effet, d'une part, que leur action s'exerce directement sur les tumeurs hémorrhoïdales irritées, tendues et douloureuses; tandis que d'un autre côté l'eau pénètre dans le torrent de la circulation : or, dans ce dernier cas, le liquide absorbé agit véritablement comme un délayant. C'est donc sous ce double point de vue que les bains généraux émolliens doivent être recommandés aux personnes qui souffrent des hémorrhoïdes.

(H.) Les lavemens de même nature conviennent aussi lorsque les malades sont constipés, et qu'ils rendent les matières stercorales avec de vives douleurs. Si cependant les tumeurs hémorrhoïdales sont implantées dans le rectum, si l'on a beaucoup de peine à introduire la canule de la seringue, alors il vaut mieux remédier à la constipation par de légers laxatifs que par le moyen des lavemens.

(J.) L'usage intérieur des narcotiques, et particulièrement de l'opium, a été recommandé pour calmer les douleurs hémorrhoïdales ; mais nous remarquerons qu'on ne doit employer ces sortes

de médicamens qu'avec beaucoup de réserve, parce
que leur action peut produire des effets plus ou
moins alarmans. C'est ainsi, par exemple, que
l'opium, administré pour calmer des douleurs dépendantes d'une pléthore générale ou de l'inflammation des tubercules hémorrhoïdaux, peut devenir
dangereux, en augmentant cette dernière, et même
en déterminant la gangrène des parties affectées.
Presque tous les médecins conviennent aujourd'hui
que ce médicament modère les troubles du système
nerveux, en même temps qu'il excite vivement le
système vasculaire sanguin : or il me paraît évident
d'après cela que, si les tumeurs hémorrhoïdales
sont enflammées, l'opium ne saurait convenir pour
apaiser les douleurs dont elles sont le siége, puisqu'il est à craindre qu'il augmentera la congestion
du rectum. Cet effet a lieu principalement quand
on le donne à petites doses. Administré dans de
fortes proportions, l'opium apaise promptement les
douleurs les plus vives, en diminuant d'une part
l'influx nerveux sur les parties affectées, et de
l'autre en occasionnant dans celles-ci une espèce
d'engourdissement et de stupeur qui deviennent
plus désavantageux qu'utiles, par la raison qu'ils
empêchent les capillaires des tumeurs hémorrhoïdales de se débarrasser du sang qu'ils contiennent.
Il ne conviendrait pas non plus de donner l'opium
dans les cas où l'irritation et le gonflement des

tubercules hémorrhoïdaux seraient entretenus par la constipation ; car ce médicament a le grand inconvénient de resserrer le ventre : or l'endurcissement des matières stercorales est d'autant plus nuisible aux hémorrhoïdaires , que souvent la maladie tient uniquement à cette cause.

Mais, si le moyen dont il s'agit ne convient pas chez les sujets pléthoriques , et lorsque les tumeurs hémorrhoïdales sont enflammées , il devient extrêmement utile quand l'intestin rectum et les muscles sphincters sont dans un état de spasme , et serrent fortement le pédicule de ces tumeurs. Le système nerveux est, dans ce cas , dans un état d'exaltation ; conséquemment l'opium peut être très-efficace, puisque nous avons dit précédemment qu'il avait la propriété d'apaiser les troubles de la sensibilité nerveuse. Mais convient-il alors de l'administrer d'une main timide ? Je ne le pense pas, je crois au contraire, avec Tourtelle (1) , qu'on doit l'employer hardiment , parce qu'en le donnant en très-petite quantité on s'expose à augmenter l'afflux des humeurs vers les parties malades.

(K.) Les antispasmodiques , qui ne diffèrent des narcotiques proprement dits qu'en ce qu'ils ne jouissent pas de la vertu assoupissante , ou du moins très-faiblement , ont été également recommandés

----

(1) *Mat. med.* , classe 1re , pag. 176.

dans l'objet de calmer les douleurs hémorrhoïdales.
On a surtout préconisé les bons effets de l'huile
animale de Dippel, et de quelques eaux distillées
aromatiques. Tous ces moyens ne sont jamais employés avec plus de succès que lorsqu'il y a exaltation de la sensibilité nerveuse et de la contractilité
musculaire soumise ou non soumise à la volonté.
Une plante dont tous les auteurs font l'éloge, c'est
la *mille-feuille* qui, selon quelques médecins, est
un excellent antispasmodique et un léger astringent.
Lazare Rivière (1) la regarde comme un spécifique
pour calmer les douleurs hémorrhoïdales : *Per os
etiam assumuntur specifica nonnulla ad dolorem se-
dandum et hæmorrhoïdes absumendas idonea, quorum
præcipua hæc sunt. Decoctum mille folii in potu ordi-
nario per triduum exhibitum hæmorrhoïdum dolorem
feliciter solet discutere, etc.* (*).

Alberti (2) nous dit aussi que, lorsqu'il existe une
grande irritation dans les tumeurs hémorrhoïdales
et un état spasmodique très-violent, on doit les

------

(1) *Prax. med.*, cap. XI, pag. 180.

(*) Le nom de spécifique est bien loin de convenir à la
millefeuille, puisque j'ai eu l'occasion d'observer plusieurs
personnes qui en ont fait usage sans aucun succès. J'ai cru
remarquer aussi que l'infusion de cette plante était particulièrement utile lorsque les hémorrhoïdes ont été irritées par
le passage des matières stercorales endurcies.

(2) *De Hæmorrh. cæc.*, §. XXIV, tract. pag. 302.

modérer par les boissons nitrées et l'usage de la mille-feuille. Cet auteur prétend, en outre, d'après Rivière, qu'il ne faut continuer l'emploi de cette plante que pendant trois ou quatre jours, et qu'il n'est pas nécessaire ni même prudent de la faire prendre durant un mois, ainsi que le veut Arnauld de Villeneuve, parce qu'elle produit une astriction suspecte.

(L.) S'il fallait ajouter foi à tout ce qu'on a raconté de merveilleux sur les *amulettes*, rien ne serait plus simple que le traitement des maladies ; les uns vantent le *sureau* pour faire cesser les attaques d'épilepsie , d'autres le *chardon* pour guérir les fièvres quartes ; quelques-uns la racine de *scrophulaire* et la *linaire* pour calmer les douleurs hémorrhoïdales. On connaît surtout pour ce dernier cas le fameux *amulette* de Wedelius , qui consiste en une racine fraîche de telephium ou de fabaria qu'on suspend au col. L'auteur prétend qu'à mesure que la racine se dessèche , les tumeurs hémorrhoïdales disparaissent (1).

Frédéric Hoffmann , qui ne paraît pas avoir beaucoup de confiance en ces *amulettes* , conseille cependant de tenter l'usage de celui de Wedelius.

Ces plantes , employées de cette manière , agissent-elles réellement par leurs vertus médicamen-

---

(1) *Eph. germ.*, dec. 1 , ann. 2, obs. cxcv.

teuses, ou bien ne sont-elles salutaires que parce
que les malades y ajoutent une confiance supersti-
tieuse? Je penche beaucoup pour cette dernière
opinion, et d'autant plus que Stahl (1) s'est aperçu
que tous les *amulettes* tant vantés n'avaient aucun
effet avantageux.

(M.) **Si**, malgré l'emploi de tous les moyens
locaux et généraux, les douleurs hémorrhoïdales
se soutiennent avec la même intensité ou prennent
de l'accroissement; si les tumeurs de l'anus n'ont
jamais versé de sang, ou qu'elles n'en répandent
pas depuis long-temps; si elles sont habituellement
gonflées, et qu'elles portent une atteinte profonde
aux fonctions de l'économie, on doit faire en sorte
de les détruire, soit par l'instrument tranchant,
soit par la ligature, soit par les caustiques ou le
cautère actuel. On se détermine encore à ces opérations dans les cas où les tubercules hémorrhoïdaux deviennent squirrheux; quand ils offrent des
ulcérations plus ou moins profondes; quand ils
sont constamment le siége d'un suintement purulent, ichoreux, sanguin ou sanguinolent; et lorsque leur existence gêne ou empêche tout-à-fait
l'excrétion des matières fécales.

Les opérations qu'on pratique sur les tumeurs
hémorrhoïdales, au moyen de l'instrument tran-

----

(1) *Colleg. casual. mag. cas.* 16, pag. 195.

chant, sont de trois sortes : 1° l'incision; 2° l'excision; 3° la rescision. La première n'est mise en usage que dans les circonstances où l'on veut simplement dégorger les tubercules hémorrhoïdaux : voilà pourquoi j'en ai fait mention ailleurs. La seconde opération est d'une application plus générale que la troisième, qui ne convient que dans quelques cas, ainsi que nous allons le voir.

(N.) *Excision.* Elle consiste dans la dissection de la peau ou de la membrane muqueuse qui enveloppe les tumeurs hémorrhoïdales, et dans l'ablation de ces dernières, soit avec des ciseaux, soit avec le bistouri; on arrête ensuite l'hémorrhagie avec de la charpie simplement ou au moyen du double tampon de J. L. Petit (*). Ce double tampon n'est pas aussi nécessaire lorsqu'à l'exemple de Le Drau, on a la précaution de passer une ligature autour du pédicule de chaque tumeur (**).

(O.) La *rescision* ou l'ablation de la portion la plus saillante des tumeurs hémorrhoïdales ne saurait convenir dans les cas où elles sont tout-à-fait

---

(*) Je ne fais ici qu'indiquer l'opération; ceux qui désireront de plus amples détails pourront consulter les *Œuvres chirurgicales* de Petit, et la *Médecine opératoire* de Sabatier.

(**) Cette manière d'opérer peut être très-dangereuse, comme nous le verrons à l'article *ligature.* Le malade sur lequel Ledran pratiqua cette opération, est celui dont j'ai rapporté l'observation, en parlant de la chute du rectum.

squirrheuses ; car, en n'enlevant qu'une portion de ces sortes d'excroissances, on expose les malades à être atteints par la suite d'une affection cancéreuse du rectum. Mais cette opération peut être faite avec avantage lorsque les tumeurs sont très-douloureuses, enflammées, et excessivement gonflées. On peut la pratiquer non-seulement lorsque celles-ci sont externes, mais encore quand elles sont implantés dans le rectum, et qu'elles entraînent souvent au dehors la membrane muqueuse.

La rescision procure un dégorgement prompt et presque instantané, qui est bientôt suivi de la diminution de volume des tumeurs, et quelquefois d'après le célèbre Sabatier, de leur disparition complette.

(P.) La *ligature* des tumeurs hémorrhoïdales est une opération qui souvent n'entraîne aucun danger : plusieurs praticiens, et entre autres Percival Pott, l'ont faite avec succès, et la recommandent même de préférence à l'excision, parce que d'une part elle n'expose pas aux dangers de l'hémorrhagie, et que d'un autre côté elle effraie moins les malades. J. L. Petit, qui n'ignorait pas ces avantages de la ligature, avait cependant renoncé à son usage, parce que, dans quelques circonstances, il lui avait vu produire des accidens nerveux et inflammatoires très-graves. Une femme à laquelle il avait lié trois tumeurs hémorrhoïdales placées presque à une

égale distance les unes des autres, saillantes d'un
travers de doigt, étroites vers leur base, et par
conséquent favorablement disposées pour le succès
de l'opération, n'éprouva d'abord presque aucune
douleur. Ce ne fut que cinq ou six heures après les
ligatures faites qu'elle envoya chercher J. L. Petit
qui la trouva souffrante, non de ses hémorrhoïdes,
mais d'une douleur de colique qui se faisait spécialement sentir dans le trajet du colon : tout le ventre
commençait à être douloureux. Quatre saignées
furent pratiquées sans succès : « Le mal allant en
» augmentant, dit J. L. Petit, je jugeai à propos d'ôter
» les ligatures, et ne pouvant les délier, parce que
» les nœuds étaient cachés par le gonflement qui y
» étaient survenus, je les coupai ; par ce moyen je
» soulageai la malade plus que n'avaient fait les sai-
» gnées, et que n'auraient fait toutes celles que
» j'aurais pu faire ; car l'inflammation du bas-ventre,
» et particulièrement celle des gros intestins dont
» elle était menacée, ayant pour cause les ligatures,
» ne pouvait être prévenue ou détruite qu'en ôtant
» cette cause. Quoique les hémorrhoïdes n'eussent
» été que vingt-quatre heures liées, elles devinrent
» noires, le voisinage s'enflamma, il se fit une
» légère suppuration qui sépara, dans l'endroit de
» la ligature, toute la peau qui avait été compro-
» mise. Suivant la route que cette séparation m'avait
» tracée, je coupai d'abord une de ces hémorrhoï-

» des; et comme le sang n'en coulait point, j'en fis
» autant aux deux autres (1). » Cette malade fut
parfaitement guérie en peu de temps.

Chez un autre malade, dont le même auteur
rapporte l'observation, cinq ligatures pratiquées
sur des tumeurs hémorrhoïdales, firent développer
promptement des hoquets, des nausées, des vomissemens et des douleurs extrêmement vives qui ne
purent être calmées par les saignées, les applications émollientes, souvent renouvelées, et les calmans pris à l'intérieur. On ne fut pas plus heureux
en coupant les ligatures, car les accidens continuèrent après avec la même force, et le malade succomba le second jour de l'opération.

J. L. Petit compare les symptômes qui se manifestèrent à ceux qui surviennent lorsqu'une petite
portion d'intestin se trouve pincée et étranglée dans
l'anneau inguinal : «Comme il arrive souvent, dit-il,
» que, quoiqu'on réduise l'intestin pincé, par l'opé-
» ration ou autrement, le malade meurt de gan-
» grène, il arriva aussi que le malade dont il s'agit
» périt des mêmes accidens, quoiqu'on eût coupé
» les ligatures des hémorrhoïdes, parce que dans
» l'un et dans l'autre cas le mal est trop avancé.»

Il résulte des deux faits que je viens de rapporter
que la ligature des tumeurs hémorrhoïdales est une

____

(1) *Œuvres chirurgicales*, tom. II, pag. 122 et suiv.

opération sur le succès de laquelle il est impossible de compter, puisqu'elle peut donner naissance à des symptômes du plus fâcheux augure, et même faire périr les malades. Au reste elle n'est applicable que lorsque le pédicule ou le collet des tumeurs est très-mince, et par conséquent peu susceptible de résister long-temps à l'action du fil qui l'embrasse. Dans ce cas même j'aimerais mieux pratiquer l'excision des tubercules hémorrhoïdaux, par la raison qu'elle n'a jamais des suites fâcheuses quand on prend les précautions convenables pour se rendre maître de l'hémorrhagie.

(Q.) Les *caustiques* ont été également proposés pour détruire les tumeurs hémorrhoïdales qui occasionnent des troubles variés dans les fonctions animales et organiques. Mais, outre que ces moyens ne peuvent point être appliqués dans tous les cas, comme l'instrument tranchant, ils ont le grand inconvénient de ne point former des escarres bornées; ils brûlent souvent non seulement les tumeurs hémorrhoïdales, mais encore les parties environnantes; ce sont des médicamens aveugles, pour me servir de l'heureuse expression de Petit; ils détruisent rarement ce qu'il faut, ou détruisent plus qu'il n'est nécessaire. D'ailleurs les caustiques produisent des douleurs vives et durables, tandis que la douleur que le bistouri procure est instantanée. Celui-ci emporte la maladie tout d'un coup, ceux-là doivent être appliqués à plusieurs reprises pour produire le même effet : par conséquent on fait souffrir les malades autant de fois qu'on réitère les applications. Tous ces inconvéniens des caustiques sont trop graves pour qu'on doive les préférer à l'instrument tranchant « qui, conduit par une main éclairée, ménage la partie saine, et ne coupe que ce qu'il faut » (Petit).

Ce serait ici le lieu de parler de la destruction des tumeurs hémorrhoïdales par le feu ; mais, comme ce moyen n'est pas seulement employé dans le but de détruire ces tumeurs, et qu'on le met encore en usage lorsqu'il s'agit d'arrêter un flux hémorrhoïdal excessif, je crois ne devoir en faire mention qu'au moment où je parlerai du traitement de ce dernier. Je dirai alors, d'après Hippocrate, les précautions qu'on doit prendre quand on cautérise des tumeurs hémorrhoïdales sujettes à un écoulement sanguin, actif et périodique.

§. XIX.

Traitement relatif à la suppression du flux hémor-
rhoïdal.

LORSQUE nous avons parlé des accidens de la maladie, nous avons dit que la suppression de cet écoulement sanguin était très-ordinaire , et que souvent elle était suivie de résultats très-alarmans. Il suffit , pour l'occasionner souvent, que les malades soient exposés à l'impression des causes les plus légères : c'est ainsi qu'elle est fréquemment le résultat de l'application de l'eau froide sur quelque partie du corps, du passage d'un endroit chaud dans un autre plus froid, d'une affection morale triste, d'un excès dans le boire et le manger, etc. Il arrive quelquefois que la suppression du flux hémorrhoïdal n'entraîne après lui aucun inconvénient, tandis que dans d'autres circonstances il en résulte des maladies extrêmement sérieuses, particulièrement lorsque le flux est périodique, régulier et soulageant. C'est alors qu'il est assez ordinaire de voir survenir des congestions vers la tête, des péripneumonies, des palpitations de cœur, des inflammations intestinales, des engorgemens du foie, ou de quelque autre organe contenu dans l'abdomen. C'est alors aussi qu'il est de la plus haute importance de mettre en usage tous les moyens propres à rappeler l'écoulement. Il est même nécessaire, dans ce cas, d'agir aussi promptement que possible, si l'on veut éviter que les malades ne succombent à quelque affection de la tête, de la poitrine et du bas-ventre.

(A.) Pour parvenir au but dont nous parlons, le premier moyen qu'on doit employer, c'est la saignée tant locale que générale. Si le sujet est très-fort et d'un tempérament sanguin, on lui pratique une saignée du pied de préférence à celle du bras, parce que la première, en même temps qu'elle diminue la masse générale du sang, produit une dérivation salutaire; elle tend par conséquent à favoriser l'apparition du flux hémorrhoïdal.

La seconde paraît agir, dans certains cas, d'une manière tout-à-fait désavantageuse : loin de favoriser le transport du sang vers l'extrémité du rectum, elle l'en détourne au contraire, augmente l'irritation et la fluxion des organes surtout supérieurs. Cette vérité a si bien été sentie par le professeur Alphonse Leroy, qu'il a établi comme un principe général qu'on ne devait jamais pratiquer la saignée du bras (1). Ce précepte est sans doute beaucoup trop exclusif, puisque l'expérience a démontré que cette espèce de saignée est très-utile dans une foule d'affections inflammatoires. Mais, lorsque ces maladies dépendent de la suppression de l'écoulement menstruel ou du flux hémorrhoïdal, une multitude de faits prouvent que la phlébotomie pratiquée au pied est infiniment plus salutaire. Aussi Galien (2) prescrit d'en faire usage lorsqu'il s'agit de rappeler un flux hémorrhoïdal; il recommande au contraire celle du bras, quand il est nécessaire d'arrêter cet écoulement. Il n'est donc pas indifférent, comme quelques médecins systématiques le pensent, de

____

(1) *Manuel de la Saignée.*
(2) *Manière de guérir par la saignée.*

négliger le choix des vaisseaux pour pratiquer la phlébotomie , puisque l'observation journalière prouve que , là où la saignée du bras est nuisible ou indifférente , celle du pied est très-avantageuse.

(B.) Quand le sujet n'est pas pléthorique, on se contente d'appliquer quelques sangsues aux environs de l'anus, et même sur les tumeurs hémorrhoïdales si elles sont extérieures. On réitère bientôt cette application, si l'on juge que cela est nécessaire. On ordonne en outre les bains de siége et de vapeur, afin d'attirer plus fortement le sang vers le rectum, et de favoriser son effusion. Mais il faut prendre garde que ces bains ne soient pas trop chauds, car ils pourraient déterminer une réaction générale très-défavorable, principalement quand le malade est doué d'un tempérament sanguin et d'une forte constitution.

(C.) La même observation doit être faite relativement aux pédiluves ; si l'eau monte beaucoup au dessus des malléoles , et qu'elle soit trop chaude , son action devient souvent nuisible , en produisant une excitation vive dans l'économie. J'ai vu quelquefois les bains de jambes donner lieu à une sueur universelle, et à des douleurs de tête intolérables. Beaucoup d'autres médecins ont fait la même observation, et surtout M. Recamier. On doit donc, quand on recommande l'usage des pédiluves, spécifier d'une manière précise, que l'eau ne doit pas s'élever au dessus des malléoles. Dans ce cas elle peut être aussi chaude que les malades pourront la supporter, sans qu'on ait à craindre le moindre accident : au contraire, plus elle sera imprégnée de calorique, mieux elle remplira l'indication qu'on se propose.

(D.) Si l'on juge convenable de rendre les bains de pieds irritans, on pourra les sinapiser, ou y faire fondre une bonne poignée de sel marin (muriate de soude). Ainsi composés, les pédiluves sont plus dérivatifs que lorsqu'ils sont simples ; ils appellent les humeurs vers le canal intestinal, en les forçant, en quelque sorte, de se porter vers les membres inférieurs.

(E.) Les ventouses sèches et mouchetées sont également indiquées dans les cas où il faut rappeler un flux hémorrhoïdal, dont la disparition a été suivie du développement de quelque maladie grave. Alberti (1) conseille de les appliquer aux cuisses et sur les hanches; d'autres veulent que ce soit sur l'os sacrum, et le plus près possible du coxis. Comme je n'en ai jamais fait usage, je ne saurais déterminer le lieu où on les applique avec le plus de succès; mais je pense qu'en les mettant près de l'anus, elles pourront rappeler plus sûrement l'écoulement sanguin.

---

(1) Ouvrage cité.

On retire quelquefois de bons effets des légères frictions faites sur les tumeurs hémorrhoïdales. Alberti, sans dire avec quoi on doit les pratiquer, en conseille l'usage. Herrenschwand veut qu'on les frotte avec les feuilles de figuier, dont les surfaces sont, comme on sait, assez rudes. Geoffroi donne le même avis ; mais je dois observer que ce moyen ne réussit que lorsque les tumeurs hémorrhoïdales sont gonflées, tendues, et quand la peau qui les recouvre est très-mince : si elles sont flétries, les frictions avec les feuilles de figuier ne feraient qu'irriter les parties sans produire aucune effusion sanguine.

(F.) Si, par l'usage des moyens que nous venons d'indiquer, on ne parvient pas à rétablir le flux hémorrhoïdal, et à faire disparaître les accidens auxquels sa suppression a donné naissance, on doit recourir aux purgatifs, en commençant d'abord par les plus doux, afin de ne point occasionner une secousse trop vive dans le canal intestinal, et de ne point donner lieu à un flux de sang trop abondant. Le sulfate de soude (sel de Glauber) convient ici parfaitement, puisqu'on lui a reconnu la propriété d'irriter, d'une manière toute particulière, l'extrémité inférieure du rectum, et même de provoquer le flux hémorrhoïdal. Si les malades avaient beaucoup de répugnance à prendre ce sel, on pourrait le donner avec avantage sous forme de

lavemens : je pense même que c'est de cette manière qu'on devrait l'administrer, si les effets de la
suppression du flux hémorrhoïdal se faisaient sentir spécialement dans les intestins grêles ; car, pour
peu que l'irritation de ces derniers fût grande, il
est probable qu'elle prendrait un nouveau degré
d'intensité par le passage du sulfate de soude sur
les parties irritées.

(G.) Si les accidens étaient très-graves du côté
de la tête ou de la poitrine, que le malade fût
menacé de suffocation ou d'apoplexie, il faudrait,
après les saignées locales et générales, employer
les purgatifs drastiques, et surtout l'aloès, qui,
comme on sait, jouit de la propriété, pour ainsi
dire, spécifique, de faire naître les hémorrhoïdes.
On peut donner ce médicament sous diverses formes, selon le désir des malades. La forme pillu-
laire est la plus usitée et la plus convenable. Ainsi
on pourra faire prendre les pillules balsamiques de
Stahl, les pillules de Rufius, et celles de Bécher,
qui contiennent de l'aloès. Les suppositoires où
entrerait ce médicament drastique pourraient aussi
être employés avec succès.

(H.) Ces moyens suffisent souvent pour rappeler le flux hémorrhoïdal supprimé ; mais il est des
circonstances où ils sont tout-à-fait inutiles, quoiqu'on les emploie pendant très-long-temps ; alors
il est de la prudence de s'en tenir à de petites

saignées locales ou générales, et à un régime convenablement dirigé.

§. XX.

Traitement relatif à la diminution du flux hémor-
rhoïdal actif.

(A.) LA diminution du flux hémorrhoïdal actif
n'est pas en général suivie d'accidens aussi prompts
et aussi dangereux que la suppression ; il n'est
cependant pas rare de trouver des sujets qui se
plaignent de céphalalgie, de points de côté, de coliques, etc., dès les premiers instans que cet écoulement sanguin a diminué de quantité. J'ai connu
deux personnes qui étaient affectées de maux de tête
très-aigus depuis que les hémorrhoïdes n'étaient
plus aussi abondantes que de coutume. Elles se
trouvaient soulagées chaque fois qu'elles se faisaient
appliquer les sangsues à l'anus immédiatement après
la cessation du flux hémorrhoïdal. Il arrive fréquemment que les effets résultant de la diminution
de cette hémorrhagie sont très-peu prononcés ;
les malades ressentent seulement de la lourdeur
dans tout le corps, ils deviennent plus nonchalans
que d'habitude, ils ont beaucoup de disposition au
sommeil ; ce qu'ils attribuent faussement à la pesanteur de l'atmosphère, à la chaleur du temps,
aux alimens qu'ils ont pris, et à une multitude

d'autres causes physiques. Plus tard les choses prennent une face nouvelle ; il survient chez les uns des céphalalgies gravatives, des hémorrhagies nasales, des vertiges, des tintemens dans les oreilles, une difficulté à s'exprimer, et d'autres symptômes d'une apoplexie imminente : chez d'autres il se manifeste de la gêne dans la poitrine, de l'oppression, ou bien des douleurs d'estomac, accompagnées de perte d'appétit et de digestions extrêmement laborieuses, qu'on suppose encore dépendre de la bile épanchée dans l'estomac, et qui ne résultent évidemment que de la diminution du flux hémorrhoïdal, puisque, dès que celui-ci survient avec assez d'abondance, les fonctions digestives se rétablissent convenablement. On voit donc, d'après ce que je viens de dire, que, si dans certains cas l'on veut prévenir le développement de plusieurs maladies graves, on doit faire en sorte que le flux hémorrhoïdal actif et périodique paraisse toujours avec la même abondance. Si l'on ne peut parvenir à le régulariser sous ce rapport, et que sa quantité soit diminuée au préjudice des malades, il est urgent de le remplacer par d'autres évacuations. Pour cela on fait pratiquer de petites saignées du pied, si l'on n'aime mieux appliquer quelques sangsues aux environs de l'anus. D'ailleurs, quand on jugera à propos d'administrer un purgatif, on pourra user des sels neutres dont j'ai parlé, et surtout du

sulfate de soude, ou des pillules balsamiques de
Stahl.

§. XXI.

Traitement relatif à la cessation du flux hémorrhoïdal actif.

(A.) Lorsque le flux hémorrhoïdal s'est soutenu pendant un certain nombre d'années, il finit
ordinairement par disparaître plus ou moins brusquement, ou d'une manière successive ; on sait
qu'il en est de la cessation de cette effusion sanguine comme de celle des menstrues : souvent elle
n'amène aucun dérangement remarquable dans la
santé ; mais quelquefois aussi elle ne tarde pas à
être suivie de quelque affection grave. C'est ainsi
qu'à l'époque de cette cessation, ou quelque temps
après, il se déclare des attaques de goutte ou de
rhumatisme, des éruptions cutanées de diverse nature, des névroses de tous les genres, des maladies
organiques des poumons, du cœur, de l'estomac,
du foie, de la rate, des reins, de la vessie urinaire,
et surtout du cerveau. Combien de personnes n'y
a-t-il pas qui ont succombé à des hémorrhagies cérébrales qui reconnaissaient pour cause la disparition complète du flux hémorrhoïdal ! Combien de
femmes sont mortes de la même maladie après
l'époque critique !

On doit donc ici, comme dans le cas précédent,
être sur ses gardes contre les suites de la cessation
complète du flux hémorrhoïdal ; on doit, quand il
se manifeste des accidens, se hâter de remplacer
cet écoulement salutaire, soit en faisant des saignées, et en les soumettant à un régime convenable, soit en établissant des exutoires, dont on entre-
tient long-temps la suppuration. Ces précautions
sont surtout indispensables quand il y a un organe
essentiel qui se trouve compromis. Mais il est à
remarquer qu'on doit moins compter sur un cautère, un séton ou un vésicatoire, que sur le régime et les petites saignées.

§. XXII.

Traitement relatif au flux hémorrhoïdal excessif.

(A.) Lorsque le flux hémorrhoïdal devient
excessif, et surtout quand il donne lieu à des lypothimies, à des syncopes, à des convulsions, accompagnées de sueurs froides et d'une grande
débilité, il faut, d'après les conseils de presque
tous les praticiens, tâcher de l'arrêter, parce que,
abandonné à lui-même, ce flux pourrait faire périr
le malade. Les moyens dont on doit faire usage
pour remplir cette indication diffèrent, non seulement selon les causes de l'hémorrhagie, mais encore
selon le siége qu'elle occupe. C'est probablement

faute d'avoir fixé leur attention sur les causes de la maladie que plusieurs médecins, très-recommandables d'ailleurs, ont établi, sans restriction, des principes généraux de traitement, qui ne sont applicables que dans quelques cas particuliers. C'est ainsi que les uns prétendent que, dans toutes les circonstances où le flux hémorrhoïdal est excessif, on doit commencer par pratiquer la saignée : c'est ainsi que d'autres excluent ou rejettent entièrement ce moyen, sous prétexte que la soustraction du sang affaiblit trop les forces vitales, et favorise par conséquent l'hémorrhagie. Ces préceptes ne sont ni entièrement bons, ni entièrement mauvais, puisqu'il est constant que la saignée peut être très-salutaire chez certains sujets, tandis que chez d'autres elle peut devenir dangereuse et même funeste.

(B.) Quand le flux hémorrhoïdal est très-abondant, et qu'on est appelé, dès le commencement, il est nécessaire d'user d'abord des remèdes les plus simples, parce qu'en employant de prime abord les moyens les plus actifs, on risque de faire plus de mal que de bien. Hoffmann observe avec raison que le corps humain n'éprouve pas quelquefois autant de dommage d'une hémorrhagie copieuse que des médicamens administrés à contre-temps. On prescrira donc au malade de se tenir tranquille de corps et d'esprit, et de se coucher dans une position horizontale. On lui fera garder le lit, qui ne sera pas trop mollet, parce que le rectum et les parties de la génération se trouveraient trop chauffées, et que les humeurs y afflueraient en abondance : d'où résulterait peut-être l'augmentation de l'hémorrhagie, et d'autres symptômes plus ou moins alarmans. On évitera par conséquent de placer le malade sur un lit de plume ou sur des matelas dont la laine est nouvellement cardée. Il lui sera plus avantageux de se coucher sur un matelas très-peu garni, au dessous duquel on mettra une paillasse qui n'aura pas été remuée. Il sera bon aussi qu'il s'arrange de manière à ce que les pieds soient plus élevés que la tête. L'utilité de cette position se conçoit trop facilement pour qu'il soit inutile d'entrer, sur cet objet, dans de plus longs détails.

(C.) Si le sujet est très-robuste et d'un tempérament sanguin, si son pouls présente de la force et de la dureté, il faudra avant tout lui pratiquer une saignée du bras, dont l'abondance sera calculée sur l'état des forces vitales. J'indique ici la saignée du bras, parce que l'expérience a démontré que, dans ce cas, elle était préférable à celle du pied, qui ne convient, comme je l'ai déjà dit, que lorsqu'il faut rappeler un flux hémorrhoïdal ou hâter son apparition. A ces moyens on joint l'exposition à un air frais, l'usage des boissons froides et acidulées avec le sirop de limon, le suc de citron, le vinaigre, l'acide tartareux, et mieux encore avec quinze ou vingt gouttes d'acide sulfurique ou nitrique. Les acides sont ici d'un grand avantage, et d'autant mieux indiqués, qu'ils jouissent de la propriété de modérer l'activité du système sanguin. D'ailleurs on peut prescrire des potions rendues légèrement astringentes par les sirops de roses rouges ou d'écorce de grenade. Veut-on la preuve bien manifeste qu'il ne faut pas toujours se hâter d'administrer des médicamens énergiques pour arrêter un flux hémorrhoïdal copieux, et qu'il suffit quelquefois des moyens les plus simples pour obtenir ce résultat ; on la trouve dans l'observation suivante :

Un homme, distingué par sa naissance, avait un flux hémorrhoïdal trop abondant ; pour le supprimer, on eut recours à la saignée et à d'autres moyens, mais sans effet. On lui donna alors à mâcher des pepins de grenade : le suc qu'il en avala arrêta l'écoulement sanguin (1).

(D.) Lorsque le traitement simple que j'indique est insuffisant pour suspendre l'hémorrhagie, alors on doit avoir recours aux ventouses sèches et scarifiées, aux vésicatoires, et même aux sinapismes. Ils ont été employés avec succès, non seulement pour le flux hémorrhoïdal, mais encore pour toutes les autres hémorrhagies. Remarquons que le lieu

---

(1) *Act. de Copenhag.*, vol. 1, obs. 61, pag. 103.

de leur application est tout-à-fait opposé à celui que j'ai assigné lorsqu'il existe une suppression des hémorrhoïdes. Dans ce dernier cas on les place sur les cuisses ou vers la région coxigienne; dans l'autre au contraire, c'est sur la région lombaire ou les hypocondres. Des boissons et les topiques astringens, dont l'expérience a démontré l'utilité, ne doivent pas être négligés. Ainsi on pourra donner des potions et des lavemens dans lesquels on fera entrer le sulfate d'alumine, le sang-dragon, le corail rouge préparé, la pierre hématite et la gomme kino, qui a été avantageuse dans les pertes utérines, surtout quand on l'associait avec l'alun (*). Mais c'est surtout de ce dernier médicament dont on doit faire usage, parce que c'est lui qui possède au plus haut degré la vertu astringente. Il entre dans les pilules d'Helvétius, qui, comme on sait, sont utiles dans beaucoup de cas d'hémorrhagies excessives. La décoction de noix de galles, d'écorce de grenade, de racine de bistorte et de tormentille, d'écorce de simarouba, l'infusion de roses rouges et le suc d'orties sont également favorables, surtout quand on leur associe l'alun.

(E.) Quelques médecins recommandent, dans le flux hémorrhoïdal excessif, les frictions sèches

____

(*) Voyez la traduction du *Traité des Fièvres* de Quarin, par Emennot, D. M. Voyez aussi la *Matière médicale* de Swediaur.

sur la peau, et la ligature des parties supérieures. Rivière (1) les regarde comme très-propres à détourner le sang des vaisseaux hémorrhoïdaux. Quand on peut découvrir le lieu d'où part l'hémorrhagie, le même auteur conseille d'y appliquer un mélange de sang-dragon et de sulfate d'alumine.

(F.) Le nitrate de potasse a été fort utile dans quelques circonstances, et c'est sans doute lorsque l'hémorrhagie dépendait d'une grande activité du système sanguin; car, son action étant sédative et rafraîchissante, il me semble qu'il ne saurait convenir dans les cas où les malades sont atteints d'une grande faiblesse, et quand leur sang est presque épuisé.

(G.) On connaît encore les bons effets de l'eau froide, et même de la glace, appliquées à la région lombaire et à la partie interne des cuisses. La sensation vive que ces sortes d'applications procurent, fait que les bouches exhalantes se resserrent et ne donnent plus passage au sang. Il arrive cependant quelquefois que l'hémorrhagie recommence dès que le saisissement produit par le froid disparaît; cela se voit principalement lorsque les malades sont très-débilités, et surtout quand il existe quelque crevasse dans les parois des vaisseaux.

(H.) Lorsque le flux hémorrhoïdal excessif s'ac-

---

(1) *Prax. med.*

compagne d'une douleur vive du rectum, quoiqu'il n'y ait pas d'inflammation, l'usage de l'opium à forte dose devient extrêmement salutaire en diminuant la sensibilité et l'irritabilité de l'intestin. C'est dans des cas semblables que M. Lordat conseille d'associer à ce narcotique le camphre et les éthers (1).

(J.) Si l'hémorrhagie provenait des tumeurs hémorrhoïdales externes, ce qui est extrêmement rare, on ferait en sorte d'arrêter le sang avec de la charpie trempée dans une eau stiptique, et qu'on soutiendrait par un bandage en T. Ce procédé me paraît plus simple et moins dangereux que celui indiqué par Lazare Rivière, qui veut qu'on touche les tumeurs hémorrhoïdales avec de l'acide sulfurique ou nitrique (*).

(K.) On a quelquefois obtenu des succès des purgatifs qui sollicitent doucement l'excrétion des matières fécales, en même temps qu'ils procurent une légère astriction sur les parties affectées. Quelques auteurs prétendent que c'est principalement lorsqu'il existe des signes de plénitude dans les premières voies que ces moyens sont avantageux.

---

(1) Ouvrage cité, page 358.

(*) On a vu précédemment que le même auteur conseille l'application des astringens, lorsqu'on peut reconnaître le lieu d'où l'hémorrhagie tire sa source : on ne sait pas pourquoi il recommande, dans le même cas, de toucher les tumeurs hémorrhoïdales avec l'acide sulfurique ou nitrique.

Frédéric Hoffmann (1) recommande la casse ou une décoction de rhubarbe. Ailleurs il dit qu'on ne peut employer de meilleurs remèdes que ceux qui évacuent peu à peu et sans violence les matières dépravées et bilieuses, et qui détournent les humeurs de l'intestin rectum pour les attirer vers les tuniques et les glandes des autres intestins. Les plus efficaces sont, selon lui, les préparations de rhubarbe avec les raisins de Corinthe et les tamarins, et, si le sujet est bilieux, avec de la crême de tartre (tartrite acidule de potasse) qu'on édulcore avec un oleo-saccharum préparé avec l'huile de citron.

Borrichius (2) veut qu'on purge les malades avec une infusion de rhubarbe ; il prétend avoir remarqué que ces derniers avaient perdu moins de sang au bout de trois jours de relâchement qu'ils n'en avaient versé en une fois avant les purgations : « Il » est même arrivé fréquemment, ajoute-t-il, qu'il » ne s'est pas écoulé une goutte de sang pendant » l'action de ces remèdes. »

(L.) Si, malgré les saignées, les vésicatoires, les boissons et les topiques astringens, les purgatifs, etc., l'hémorrhagie continue avec opiniâtreté, et que le malade soit d'une faiblesse extrême, il

----

(1) *Med. rat.*, tom. IV, sect. I, cap. IV, pag. 96.
(2) *Act. Hoff.*, vol. VIII, obs. LXIV, page 157.

faudra recourir à d'autres moyens dont l'efficacité a été reconnue par l'expérience. Scultet donne le précepte, en pareil cas, de cautériser les tumeurs hémorrhoïdales (1). Mais il est bon de remarquer que la cautérisation ne doit être faite que dans les cas où les tubercules hémorrhoïdaux externes sont le siége de l'hémorrhagie, ou quand les internes sont placés très-près de l'anus, et qu'on peut facilement les mettre en évidence. Si le sang s'extravasait par la membrane muqueuse du rectum, indépendamment de toute espèce de tumeur, et surtout à la distance de trois ou quatre travers de doigt de l'anus, on sent parfaitement qu'il y aurait de la témérité à vouloir pratiquer une pareille opération, parce que d'une part elle donnerait lieu à des accidens très-fâcheux, et que d'un autre côté elle serait d'une exécution extrêmement difficile, pour ne pas dire impossible. Lors donc qu'on se décide à arrêter le flux hémorrhoïdal au moyen du cautère actuel, on ne doit le faire, je le répète, que lorsque les tumeurs qui sont le siége de cet écoulement, sont externes, ou quand elles ont leur pédicule implanté à une très-petite distance de l'anus. Scultet, avant de pratiquer l'opération chez le malade dont il fait mention, avait usé d'abord de la saignée du bras afin d'obtenir une révulsion

____

(1) *Arsenal de Chirurgie*, pag. 217 et suiv.

favorable ; mais , n'ayant retiré aucun avantage de cette évacuation artificielle , il ordonna les ventouses sèches sur le dos , fit faire la ligature des extrémités supérieures , fit prendre la conserve de roses vieille , dans laquelle on avait incorporé du safran de mars , enfin prescrivit des applications astringentes. Tous ces remèdes furent inutiles ; le flux hémorrhoïdal continua toujours , de manière que le malade , qui auparavant avait des couleurs , devint pâle , et fit craindre pour sa vie. Scultet lui proposa alors la cautérisation des tumeurs hémorrhoïdales comme le seul moyen d'arrêter le sang, et de lui conserver ses jours ; il y consentit. Toutes les tumeurs furent brûlées successivement avec des boutons de fer rougis jusqu'au blanc : dès lors le sang fut arrêté , et le malade ne tarda pas à recouvrer sa santé.

L'auteur que je viens de citer observe avec raison que , si le flux hémorrhoïdal avait été ancien et fréquent , il aurait laissé une des tumeurs sans la cautériser ; il se serait contenté d'y appliquer quelques stiptiques. On doit en effet , lorsque le flux hémorrhoïdal est déjà ancien , actif et périodique , se conformer au précepte du père de la médecine , qui veut qu'on laisse une tumeur ; car, faute de cette précaution , on expose les malades à devenir hydropiques ou phthisiques : *Ab hæmorrhoïdibus sanato diuturnis* , dit Hippocrate , *nisi una servata fuerit* ,

periculum est ne hydrops superveniat aut tabes (1).
Cette belle doctrine d'Hippocrate semblerait être
contradictoire avec celle qui se trouve consignée
dans le livre des hémorrhoïdes, où il est dit qu'il
faut les détruire par le feu sans en laisser une
seule : *Urere ita oportet, ut hæmorrhoïdum nulla
relinquatur.* Mais ces deux préceptes ne sont oppo-
sés qu'en apparence ; car, si l'on considère que
le père de la médecine distinguait deux sortes
d'hémorrhoïdes, les unes récentes et les autres
anciennes, il paraîtra plus que probable qu'il voulait qu'on détruisît les premières, et qu'on en lais-
sât une des secondes.

(M.) Quand le flux hémorrhoïdal excessif prend
sa source dans l'intérieur du rectum, soit à travers
les tumeurs hémorrhoïdales, soit par la membrane
muqueuse indépendamment de ces dernières, il
est souvent difficile de s'en rendre maître, par la
raison qu'il n'est pas toujours aisé d'appliquer, sur
les vaisseaux qui donnent passage au sang, les
moyens propres à remplir cette indication. Il est
même des cas où il devient tout-à-fait impossible
d'arrêter l'hémorrhagie par des puissances mécaniques, parce que le lieu d'où elle tire sa source
se trouve beaucoup trop élevé. Mais, si elle a son
siége à deux ou trois travers de doigt au dessus de

---

(1) Aph., xii, sect. vi.

l'anus , alors on se servira , avec le plus grand avantage , du double tampon de J. L. Petit.

Je vais rapporter textuellement tout ce que cet
auteur nous dit sur son tampon , afin de faciliter
l'intelligence de ce que je dois dire relativement
aux cas de son application.

(N.) « Je forme , disait cet habile chirurgien, un
» tampon de figure oblongue , ni trop dur , ni trop
» mou ; sur l'un des bouts de ce tampon je passe
» en croix deux gros fils, je les réunis à l'autre bout ;
» et , pour les assujettir dans cette situation , je passe
» circulairement quelques brins de charpie fort longs
» depuis un bout jusqu'à l'autre : les quatre fils réu-
» nis forment un cordon qui doit avoir au moins
» huit à dix pouces de longueur. Je mouille l'inté-
» rieur de l'anus et l'extérieur du tampon avec du
» blanc d'œuf, ce qui me donne la facilité de l'in-
» troduire dans l'anus au dessus du sphincter, ou du
» moins au delà du vaisseau ouvert. Ce tampon est
» assez gros pour remplir l'intestin, mais non pas
» assez pour arrêter l'hémorrhagie. Pour lui donner
» cette faculté , je prends un autre tampon de char-
» pie , à travers lequel je passe le cordon du pre-
» mier que je tiens ferme avec l'une de mes mains ,
» et je le retire à moi, pendant qu'avec l'autre main
» je pousse le tampon extérieur , comme si je vou-
» lais le faire entrer dans le fondement : il arrive
» alors que le tampon intérieur se raccourcit, qu'il

» s'aplatit par conséquent, et vient presser les parois
» du vaisseau ouvert. La pression est d'autant plus
» grande que le tampon extérieur, pressé à contre-
» sens, lui résiste ; et de cette manière le vaisseau
» se trouve pressé par trois forces, savoir, par la
» dilatation du tampon intérieur, par sa détermi-
» nation de haut en bas, et par la pression du tam-
» pon extérieur de bas en haut. Il sort au dehors
» un grand bout de cordon que j'enveloppe dans
» un linge, et que je replie sur la charpie qui fait
» le tampon extérieur. Je le couvre de plusieurs
» compresses, puis d'un bandage en T ; par ce
» moyen ce cordon est arrêté de manière que les
» deux tampons ne peuvent s'écarter l'un de l'autre.»

(O.) C'est avec cet appareil, aussi ingénieux
qu'utile, que l'auteur sauva la vie à plusieurs personnes, en arrêtant le sang à la suite de l'opération
de la fistule, ou bien après l'extirpation des tumeurs
hémorrhoïdales. L'application du double tampon,
peut être faite dans tous les cas où le flux hémorrhoïdal excessif menace la vie des personnes qui
en sont atteintes ; mais, pour qu'elle soit utile, il
faut que la source de l'hémorrhagie ne soit pas à
une très-grande distance de l'anus ; car, si le lieu
d'où part le sang est trop élevé, le double tampon,
n'agissant que sur une surface du rectum très-peu
étendue, empêchera seulement que le sang ne sorte
par l'ouverture de l'anus ; mais il ne s'opposera

point à son effusion dans l'intérieur de l'intestin.

Dans ce cas, tous les accidens de l'hémorrhagie, au lieu de diminuer, deviennent au contraire plus graves ; les malades pâlissent de plus en plus ; ils éprouvent des défaillances, des syncopes, et même des convulsions : et, s'il ne se forme pas des caillots qui bouchent les vaisseaux qui donnent passage au sang, la mort est presque certaine.

Comme la formation de ces caillots est très-douteuse, et que d'ailleurs il n'est pas certain qu'ils empêchent l'hémorrhagie de continuer, je crois qu'en pareille circonstance il conviendrait d'enlever le double tampon aussi promptement que possible, et de se borner à l'usage des injections astringentes et des boissons de même nature, auxquelles on associe les toniques proprement dits.

(P.) C'est surtout lorsqu'il existe de grandes crevasses dans les parois des veines, qui rampent quelquefois aux environs de l'anus, que l'emploi du double tampon est indiqué, parce qu'alors l'hémorrhagie est incoërcible par les saignées, les révulsifs, les astringens, et les toniques : la mort des malades est en quelque sorte indubitable, si l'on n'appose aux ouvertures des vaisseaux des moyens mécaniques qui empêchent le sang de se répandre. Le cautère actuel ne saurait convenir dans ce cas, par les raisons dont nous avons déjà fait mention. D'ailleurs, en supposant que par son moyen on parvînt à arrêter le sang, n'est-il pas à craindre qu'après la chute de l'escarre qu'il aura déterminée, l'hémorrhagie ne se reproduise de nouveau ?

En outre, n'est-il pas certain qu'après la séparation des parties cautérisées, il restera dans le rectum des ulcérations plus ou moins profondes, qu'on ne guérit jamais qu'avec des peines extrêmes, et qui conduisent si souvent les malades au marasme, à la consomption, à la fièvre lente et au tombeau ? De plus, si l'on était obligé d'appliquer le cautère actuel sur quatre ou cinq points de la surface interne du rectum, il serait sans doute à redouter qu'il ne survînt par la suite un rétrécissement de cet intestin, qui rendrait l'excrétion des matières fécales extrêmement difficile et laborieuse.

(Q.) Lorsque le double tampon de Petit est insuffisant pour arrêter l'hémorrhagie, qui prend sa source à peu de distance de l'anus, alors il faudrait se conduire comme le fit le professeur Boyer, chez une femme à laquelle il avait extirpé plusieurs tumeurs hémorrhoïdales qui étaient devenues squirrheuses (*).

(R.) Si l'on préfère arrêter le flux hémorrhoïdal excessif par la ligature ou l'excision des tubercules hémorrhoïdaux, on se conduira d'après les prin-

---

(*) Le procédé de M. Boyer se trouve décrit dans la dissertation déjà citée de M. Récamier.

cipes consignés dans les œuvres de Petit et de Percival Pott. Il est cependant bon de rappeler que nous supposons ici que les tumeurs hémorrhoïdales sont le siége de l'hémorrhagie ; car, si le sang sortait par la membrane muqueuse du rectum sans qu'il existât des tumeurs, on sent parfaitement qu'il faudrait recourir alors au procédé de Petit, ou à celui du professeur Boyer, ou bien s'en tenir à de simples injections froides et astringentes.

§. XXIII.

Traitement relatif au flux hémorrhoïdal passif.

(A.) Dans les cas où le flux hémorrhoïdal se manifeste chez des personnes faibles, délicates, cacochymes, épuisées par les maladies de longue durée, par des évacuations colliquatives ou d'autres causes, il est essentiellement nuisible, et d'autant plus qu'il augmente évidemment la faiblesse des malades. Cet écoulement sanguin passif survient fréquemment, comme nous l'avons dit, sans être annoncé par des phénomènes précurseurs ; et, quand le *molimen* ou effort hémorrhagique existe, il est si faible et si impuissant que les malades le ressentent à peine. Le flux hémorrhoïdal qui survient ne soulage point les malades ; au contraire, il aggrave constamment leur état actuel. Supposons, par exemple, qu'un flux hémorrhoïdal se déclare chez un scorbutique au dernier degré, il est évident qu'on devra le considérer comme passif, puisqu'il est constant que dans cette maladie, parvenue à la dernière période, toutes les hémorrrhagies produisent des accidens variés, et quelquefois même font périr les malades. Il en est de même relativement à certains scrophuleux dont la fibre est lâche et ramollie, chez lesquels le sang est pâle, aqueux, et très-peu consistant; s'ils sont atteints d'un flux hémorrhoïdal, il est constamment passif et dépendant, non d'un effort intérieur (ainsi qu'on le remarque dans le flux hémorrhoïdal actif), mais bien de l'état atonique du système capillaire artériel. Il résulte de là que, lors qu'on peut s'assurer qu'un flux hémorrhoïdal est passif, on doit faire en sorte de l'arrêter, quelle que soit son abondance. Mais on devra agir d'une manière brusque ou successive, selon que cet écoulement sera excessif ou modéré. Dans tous les cas le traitement doit être tonique ou excitant, et le régime fortifiant ou analeptique.

(B.) Les boissons qu'il est nécessaire de mettre en usage sont celles qui ont la propriété de ranimer les forces vitales languissantes, de donner du ton, et de resserrer les fibres organiques. C'est ainsi que le vin de Bordeaux, le vin de Pontac, le vin de Gan, et les vins médicinaux amers, sont très-bien indiqués. On sait également que les eaux minérales ferrugineuses, comme celles de Forges, de Spa, de Bussang, de Pyrmont, et celles qui contiennent une certaine quantité de soufre, telles que les eaux de Coterès, de Bagnères, de Barèges, etc., n'ont jamais de meilleurs effets que dans les cas où il s'agit de roborer les forces vitales (1). On peut encore employer avec succès une foule de substances dont l'action médicinale est évidemment corroborative et fortifiante; tels sont le quinquina, le quassia amara, la gentiane, la petite centaurée, l'aunée, le chardon bénit, le colombo, la patience, la fumeterre, la chicorée sauvage, le pissenlit, etc. Toutes ces plantes impriment aux organes vivans relâchés plus de consistance et de fermeté; elles donnent souvent aux vaisseaux capillaires la force nécessaire pour résister à l'abord du sang qui tend sans cesse à s'extravaser. Mais c'est spécialement sur le système gastrique que leur vertu tonique s'exerce, parce que c'est sur lui qu'elles agissent d'une manière immédiate et primitive. « Le système » digestif en entier se resserre et devient plus ro-» buste; toutes les pièces qui le constituent acquiè-» rent plus de tension et de fermeté; chacune de » leurs fibres semble recevoir une augmentation de » tonicité (2). »

Le quinquina, le plus puissant de tous les toni-

---

(1) Voyez les *Maladies chroniques* de Bordeu.
(2) Barbier, *Principes génér. de Pharmaco.*, page 351.

ques, est sans contredit celui qu'on doit préférer à tous les autres dans le cas d'un flux hémorrhoïdal passif ; il devient surtout utile lorsqu'on l'associe à l'acide sulfurique ou à l'eau de Rabel. M. Lordat (1) conseille de le donner en poudre, à la dose d'un gros ou de quatre scrupules, toutes les quatre heures.

(C.) Après l'écorce du Pérou, les ferrugineux méritent le premier rang parmi les toniques ; ils ont même été efficaces dans les cas où elle n'avait été d'aucun avantage. On peut se servir indifféremment du sulfate de fer (vitriol martial), de l'oxide de fer noir (éthiops martial), de l'oxide de fer brun (safran de mars apéritif), du tartrite acidule de potasse et de fer (boule de mars). Si le flux hémorrhoïdal était abondant, la poudre de fer, unie à la conserve de roses , ou à toute autre substance astringente, pourrait devenir très-salutaire. Dans ce cas les lavemens avec le quinquina et le camphre seconderaient très-bien l'emploi de l'oxide de fer. Je dois remarquer que, si les ferrugineux ont l'avantage de fortifier et de tonifier les organes , ils ont l'inconvénient d'occasionner la constipation , et de produire quelquefois des coliques très-vives : il sera donc prudent, d'après cela, de ne les employer qu'avec beaucoup de circonspection , puisqu'il est

____

(1) Ouvrage cité , page 372.

prouvé que le défaut d'excrétion des matières fécales, et surtout leur endurcissement, est constamment fâcheux aux hémorrhoïdaires. On peut
cependant, après que le flux hémorrhoïdal est
arrêté, remédier à cet inconvénient, au moyen de
légers laxatifs, et par des lavemens toniques. On
sera peut-être étonné que je prescrive ici les lavemens, après avoir dit qu'on devait les considérer
comme une cause procathartique des hémorrhoïdes ; mais on cessera sans doute d'être surpris, si l'on se rappelle que je n'ai parlé que de
l'usage trop fréquent des clystères surtout irritans.
Au reste, les accidens que l'emploi modéré des lavemens pourrait faire naître ne sont pas à comparer,
ainsi que l'observe Hildebrandt, avec ceux que pourrait produire la constipation ou l'endurcissement
des matières stercorales.

(D.) Outre les médicamens toniques dont je viens
de faire mention, on peut encore mettre en usage
plusieurs substances excitantes qui ont été utiles
dans certaines hémorrhagies passives, surtout
quand on leur associait les toniques. Ainsi la cannelle, le cassia lignea, le sassafras, l'écorce de
Winter, etc., ont été efficaces dans les pertes utérines, et dans certains cas d'hématurie. Ces médicamens excitent les organes vivans, occasionnent
une stimulation plus ou moins vive, raniment les
forces vitales languissantes, et augmentent spécia-

lement celles des vaisseaux capillaires ; ce dont il
est aisé de juger par la chaleur, la rougeur et la
sueur qui surviennent à la peau, quand on les
prend à forte dose. Ils ont l'avantage d'agir plus
promptement que les toniques proprement dits;
mais leur effet n'est qu'instantané, ce qui les dif-
férencie des toniques dont l'action sur les parties
vivantes se conserve très-long-temps. D'ailleurs ces
derniers agissent d'une manière douce, et sans
occasionner des fatigues; ils n'augmentent pas l'activité des organes, ne produisent pas de chaleur à
la peau, ni d'accélération dans le pouls, comme
cela arrive pendant ou après l'usage des excitans.
C'est donc avec beaucoup de raison que M. Barbier (1) a dit que les excitans intéressent l'action
de nos organes, et les toniques leur texture : voilà
pourquoi la force médicinale de ceux-ci n'a jamais
pour résultat immédiat l'augmentation des exhala-
tions et des sécrétions, tandis que celle des premiers sollicite en général la sueur, et même les
hémorrhagies. Mais, comme ces effets n'ont ordinairement lieu que lorsque les forces vitales se soutiennent, ou qu'elles sont montées au-delà de leur
type naturel ; comme ils sont d'autant moins évi-
dens que les organes sont plus débiles ou faibles,
il s'ensuit que, dans un flux hémorrhoïdal passif,

______

(1) Ouvrage cité, page 365.

et surtout dans celui qui résulte d'une atonie générale , on peut donner , sans aucune crainte , les
médicamens excitans. Il faut convenir cependant
que leurs effets avantageux ne sont pas aussi certains que ceux des toniques ; car , si les malades
sont très-sensibles , et que leurs forces ne soient
pas trop épuisées , il est à craindre que les excitans , loin de diminuer l'hémorrhagie , la rendent
au contraire plus copieuse. Il est donc de la plus
haute importance de bien considérer l'état actuel
des malades que l'on doit traiter , puisque ce n'est
qu'après un examen sévère que le médecin décide
quelle est la nature des médicamens à mettre en
usage.

(E.) Les alimens nourrissans et substantiels sont
ceux qu'on doit faire prendre aux personnes atteintes d'un flux hémorrhoïdal passif : on en aro-
matise quelques-uns , afin de les rendre légèrement excitans. Mais il faut prendre garde de ne
permettre d'abord que les alimens légers , afin
d'éviter les indigestions , qui pourraient être très-
désavantageuses et même funestes aux malades. On
doit , par la même raison , mesurer la quantité de
nourriture qu'ils doivent prendre , d'après l'état
des forces générales , et notamment de l'appareil
digestif. Si celui-ci est très-faible , on ne doit permettre que peu d'alimens à la fois , et l'on augmentera successivement leur dose à mesure que

les digestions seront plus libres et plus faciles.

(F.) Si la peau était sèche, et que la transpiration fût habituellement nulle, on devrait faire quelques frictions avec un morceau de flanelle chaud, et imprégné d'une vapeur aromatique quelconque. Ces frictions auraient le double avantage d'exciter l'exhalation cutanée, et de stimuler sympathiquement l'appareil digestif.

(G.) Lorsque la peau est rude au toucher, et pour ainsi dire écailleuse, les onctions huileuses sont utiles, en rendant cet organe plus doux et plus perspirable. Mais il faut avoir l'attention d'enlever l'huile dix ou douze minutes après que les onctions ont été faites; sans cela elle ne servirait qu'à interrompre les fonctions des exhalans cutanés. Les autres préceptes de l'hygiène ne doivent pas être négligés, surtout la promenade à pied, qui, comme nous l'avons dit, est très-avantageuse pour ranimer les forces.

Mais, si le flux hémorrhoïdal passif était très-abondant, si le malade était déjà réduit à une grande faiblesse, il faudrait lui imposer de garder le repos.

(H.) Lorsque le danger est pressant, on doit, quoi qu'en disent les Stahliens, arrêter promptement le sang, soit d'après le procédé de Scultet, s'il est applicable, soit au moyen du tampon de

Petit, ou de celui du professeur Boyer. Les topiques astringens seraient sans doute insuffisans dans le cas dont il s'agit, parce que la portion inférieure du rectum est trop faible et trop relâchée pour ressentir assez vivement l'impression de ces moyens ; les vaisseaux capillaires n'auraient probablement pas la force de se resserrer, et d'empêcher le sang de se répandre. D'ailleurs, en admettant que l'hémorrhagie fût suspendue par les applications astringentes, il serait à craindre qu'elle ne récidivât quelques momens après ; ce qui serait un grand inconvénient, puisque le malade approche d'autant plus de sa perte, qu'il perd une plus grande quantité de sang.

(J.) Je pense également qu'on devrait très-peu compter sur les vésicatoires, les sinapismes, les ventouses, et même le moxa, appliqués sur les parties qui correspondent avec le rectum, parce que, dans le cas où certains organes sont frappés d'atonie, leurs rapports sympathiques avec le reste du corps sont très-peu marqués : or, comment la partie inférieure du rectum relâchée et affaiblie serait-elle affectée d'un point d'irritation qu'on établirait sur une surface plus ou moins éloignée ? Ce ne serait tout au plus que très-faiblement, mais non pas assez pour empêcher l'hémorrhagie de continuer. On conçoit néanmoins que ces moyens irri-

tans pourraient devenir avantageux , s'ils produisaient une fièvre générale ; mais comment espérer d'obtenir un pareil résultat , lorsqu'à peine on
peut se promettre de déterminer une irritation
locale ?

FIN.

TABLE DES PARAGRAPHES

CONTENUS DANS CET OUVRAGE.

FIN DE LA TABLE.